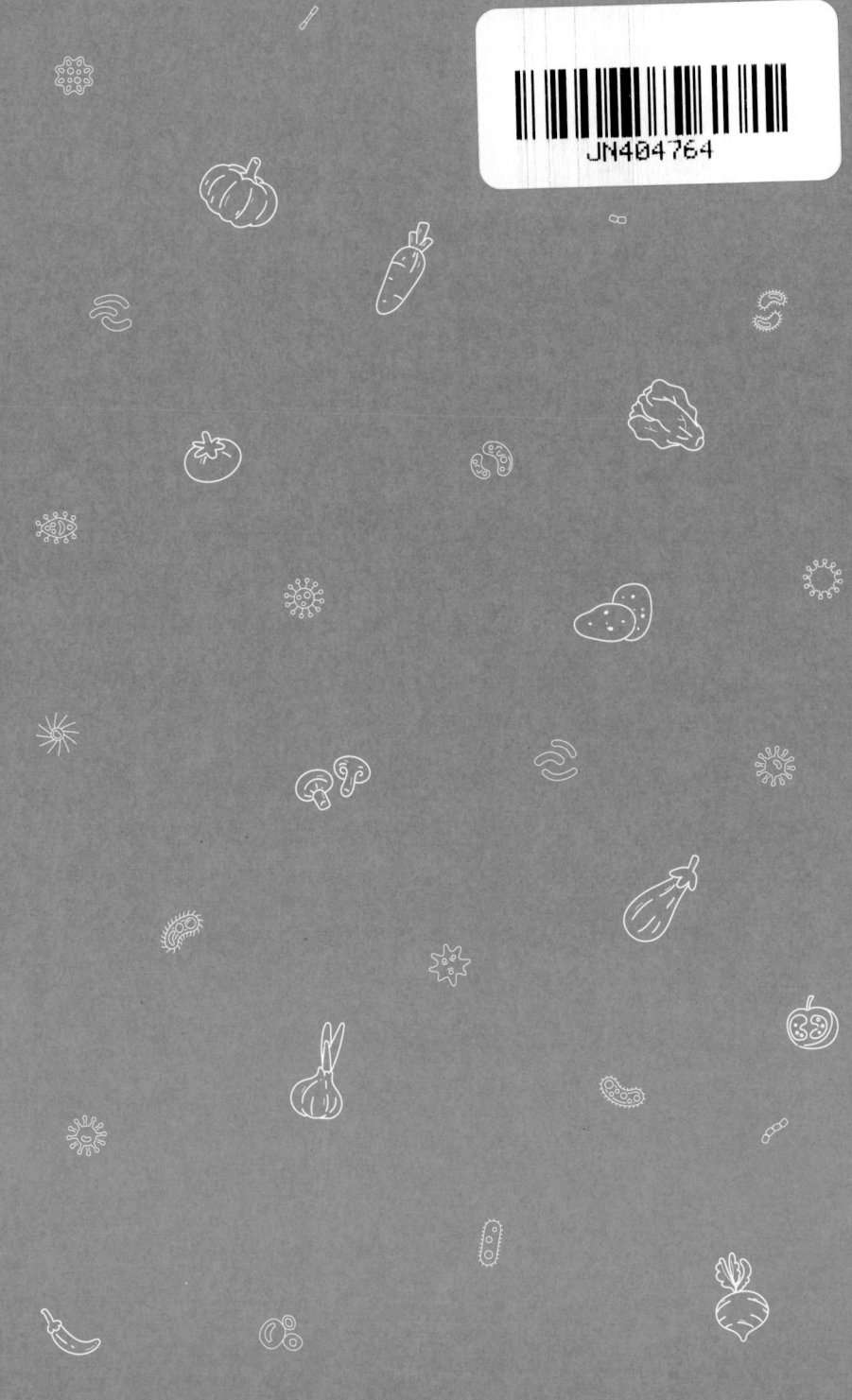

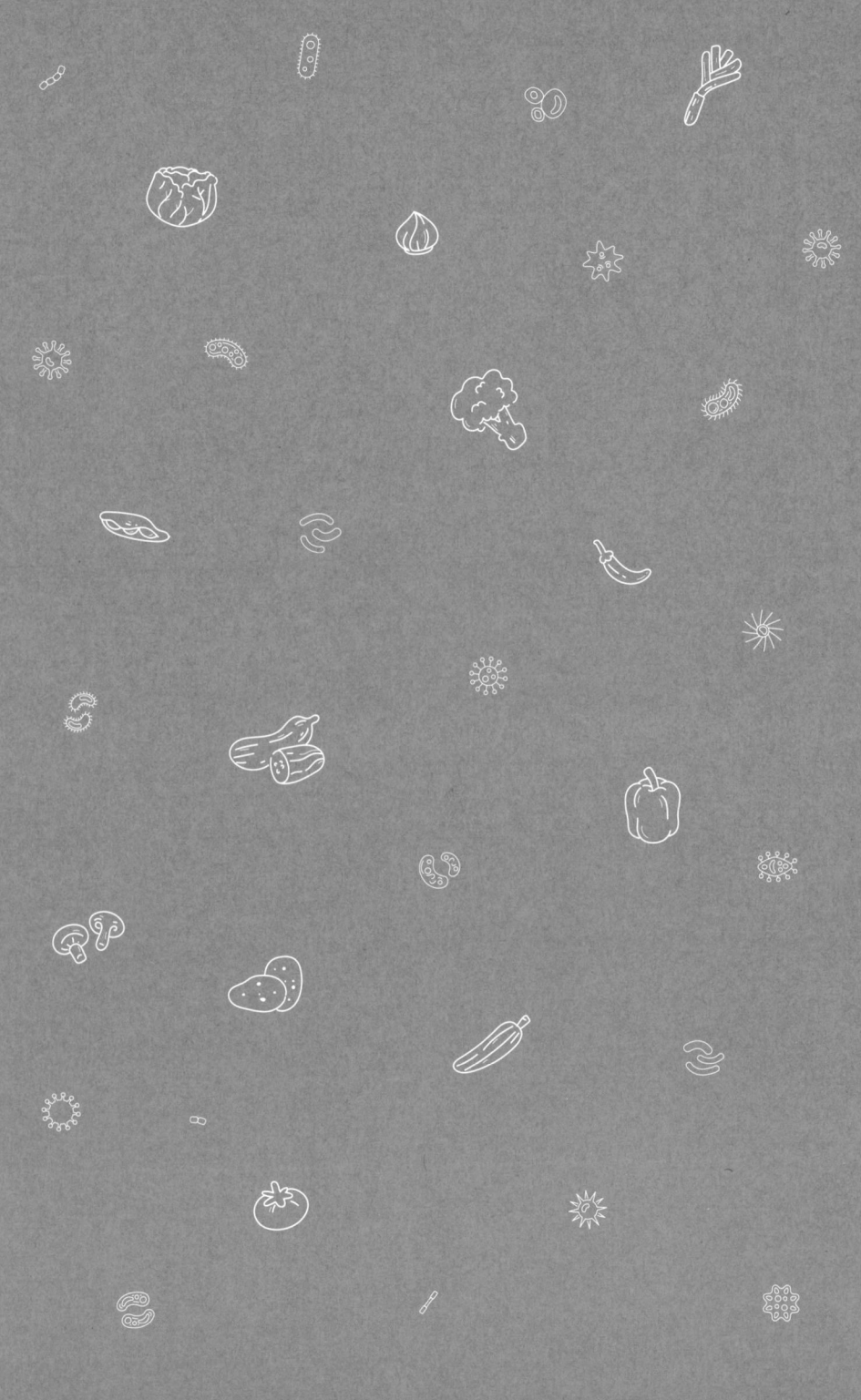

면역력 식습관

레몬한스푼 책들이
당신 삶에 한 스푼의 지식과 감동을 더합니다!

吃出健康的智慧 by 康景轩
Copyright © 2022 by Chemical Industry Press Co., Ltd.
ALL rights reserved
Korean edition copyright © 2025 by BABA
Korean language edition arranged with Chemical Industry Press Co., Ltd.
through Enters Korea Co., Ltd.

이 책의 한국어판 저작권은 ㈜엔터스코리아를 통해
Chemical Industry Press Co., Ltd.와의 계약으로 바바출판사가 소유합니다.
저작권법에 의하여 한국 내에서 보호를 받는 저작물이므로 무단전재와 무단복제를 금합니다.

하버드 의대 교수의 면역력 높이는 건강 식이 원칙

면역력 식습관

캉징쉬안 지음 | **정주은** 옮김

레몬한스푼

면역력 식습관

1판 1쇄 2025년 12월 15일

글쓴이 캉징쉬안
옮긴이 정주은

편집 이진숙 디자인 레이첼 마케팅 용상철
인쇄·제작 도담프린팅 종이 아이피피(IPP)

펴낸이 유경희 펴낸곳 레몬한스푼
출판등록 2021년 4월 23일 제2022-000004호
주소 35353 대전광역시 서구 도안동로 234, 316동 203호
전화 042-542-6567 팩스 042-718-7989 이메일 bababooks1@naver.com
인스타그램 bababooks2020.official
ISBN 979-11-7511-006-9 03510

* 잘못된 책은 구입하신 곳에서 바꾸어 드립니다.

레몬한스푼은 도서출판 바바의 출판 브랜드입니다.

건강과 장수를 바라는 모든 이들에게
이 책을 바친다.

추천의 말

이 책을 읽는 독자들에게

글을 시작하기에 앞서, 하버드대학교 교수가 집필한 훌륭한 책을 읽는 것은 여러분에게 크나큰 행운이라고 말씀드리고 싶습니다.

저는 뛰어난 과학자인 캉징쉬안 교수와 그의 연구를 오래전부터 알고 있습니다. 캉 교수는 이 책을 집필하면서 책의 주요 내용과 관점을 저와 심도 있게 논했습니다. 저는 그런 이유로 이 책이 지닌 중요성을 단언하며 이 책을 자신 있게 권합니다.

가장 좋은 의약은 예방입니다. 영양은 병을 예방하고 건강을 증진하는 주요 수단입니다. 여러분이 먹은 음식은 몸의 구성을 결정하고, 질병에 대한 민감성과 저항력에도 영향을 미칩니다. 지난 세기 동안 식사 패턴과 일부 식품의 영양 성분과 함량은 극적으로 바뀌었습니다. 이러한 변화는 암·심장병·당뇨병·알츠하이머병 등 생명을 위협하는 현대 질환의 높은 유병률과 밀접하게 연관되어 있을 가능성이 있습니다.

따라서 건강을 지키기 위해서는 자신이 섭취하는 음식에서 어떤 영양소가 부족한지 알고, 어떻게 먹거리를 선택해야 하는지 이해해야 합니다. 이 책에서 캉 교수는 식이섬유, 항산화 물질, 오메가3 불포화 지방산 등 건강에 결정적 영향을 미치는 3가지 영양소의 섭취를 강조합니다.

캉 교수는 최신 연구 결과를 바탕으로 올바른 식습관을 실천하는 과학적이고 실용적인 방법을 알려줍니다. 저는 캉 교수의 조언을 따르는 현명한 독자는 삶의 질이 비약적으로 향상되어 건강하게 오래 살 것임을 믿습니다.

여러분의 건강을 기원합니다!

알렉산더 리프 Alexander Leaf
의학박사
하버드대학교 의학전문대학원 종신 교수
미국 국립과학원 회원
전 하버드대학교 의학전문대학원 내과 및 예방 의학과 학과장

서문

새롭고 과학적이며 선진적인
건강 지식

캉징쉬안 교수는 미국 하버드대학교 의학전문대학원 지질연구센터장을 맡고 있는 세계적인 과학자입니다. 그는 오메가3 불포화 지방산 영양 연구에 큰 공헌을 했으며, 동물 지질 유전자 조작 분야를 개척한 연구자로 잘 알려져 있습니다. 이 책은 캉 교수가 영양과 건강을 개선하기 위해 집필한 저서입니다.

이 책은 최신 국제 연구 성과와 중국의 식생활 자료를 연계해 독특한 시각을 제시합니다. 국제 의학계와 영양학계에서 인정받는 건강 정보를 대중적인 언어로 설명하며, 일상에서 흔히 접할 수 있지만 그 중요성이 종종 간과되는 3가지 핵심 영양소를 소개합니다.

이 책을 읽고 나면, 이 3가지 영양소를 매 끼니에 포함해야 한다는 사실을 이해하게 될 것입니다. 일반적으로 유명 학자의 저서는 학술적 성향이 강해 독자들이 읽기에는 어려움이 따르곤

합니다. 그러나 이 책은 깊이 있는 내용을 담으면서도 읽는 즐거움이 있어 지식과 독서의 재미를 함께 제공합니다.

저는 하버드대학교 의학전문대학원의 저명한 연구자가 쓴 영양서라는 점에서 깊은 인상을 받았습니다. 이 책을 읽는 분들이 새롭고 정확한 건강 정보를 얻어 더 건강한 삶을 누리기를 바랍니다.

병에 걸리지 않았다고 해서 건강하다고 말할 수는 없습니다. 오히려 그런 이유로 방심해 건강을 되찾을 최적의 시기를 놓칠 수도 있습니다. 이 책은 우리의 생활과 밀접하게 연결된 '음식'을 통해 가장 손쉽게 실천할 수 있는 건강 관리 방법을 알려줍니다. 이를 통해 건강을 위협하는 틈을 메우고 일상을 더 단단하게 지킬 수 있도록 돕습니다.

차오쩌이 曺澤毅
전 중국 위생부 부부장
전 중화의학회 상무부회장
칭화대학교 의학원 부원장
칭화대학교 제2부속의원 여성건강센터 주임
중화부인과종양학회 주임위원
중화산부인과학회 명예주임위원

들어가는 말

'닥터 캉'의 건강 이념

　최근 중국 정부와 연구 기관에서 발표한 수치를 살펴보면, 신규 암 환자가 매일 1만 2,000여 명씩 늘고 있으며, 하루에 7,500여 명이 암으로 세상을 떠난다. 7초에 1명씩 암 환자가 발생하고 12초에 1명씩 암 환자가 사망한다는 뜻이다.

　심혈관계 질환 환자는 3억 명에 달한다. 그중 고혈압 환자가 2.7억 명, 각종 심장병 환자가 약 1,700만 명, 뇌졸중 환자가 약 700만 명에 이른다.

　중국 성인 당뇨병 유병률은 9.7%로 환자 수가 1억 명을 넘어 세계 1위를 기록했다. 2015년, 130만 명이 당뇨병 및 당뇨 합병증으로 사망했다. 중국의 성인 비만 인구는 약 9,000만 명에 달한다. 성인과 아동 및 청소년 비만율은 지난 10년 동안 각각 2배, 3배가 늘었다. 고지혈증 환자는 이미 1.6억 명을 넘어섰다. 알츠하이머병 환자는 1,000만 명이 넘는다. 최근 5년 동안 알츠하이머병 유병률은 2배가 증가했다.

　게다가 이런 만성 질환의 발병률과 사망자 수가 꾸준히 증가하고 있고 환자의 연령대가 낮아지고 있어 더 우려스럽다. 생활 수준이 높아지고 위생 조건이 나아졌으며 의료 수준 역시 크게 향상했는데, 어째서 이런 '현대병', '부자병'은 갈수록 늘어나 우리의 건강은 물론이고 생명까지 위협하는 걸까?

　현대인의 생활 방식은 매우 달라졌다. 특히 음식이 변했다. 이는 우리 몸의 생리적 균형을 깨뜨려 건강을 위협하고 있다.

　흔히 좋지 않은 생활 습관이 건강을 해친다고 한다. 왜 그럴까? 음식은 단순히 에너지를 공급하는 수단일까? 현대인에게 부족한 영양소는 무엇일까? 음식을 균형 있게 섭취하려면 어떻게 해야 할까? 이는 내가 오랜 세월 줄곧 생각하고 숱하게 질문받았던 문제들이다. 그래서 나는 더 많은 이들이 우리의 건강이나 생명과 밀접하게 연관된 생활 속 진실을 이해하고 과학적인 건강 관념과 식이 관념을 갖기를 바라서 이 책을 쓰기 시작했다.

　책을 집필하는 동안 염두에 둔 것은, '학술적이고 어려운 말은 최대한 피하고 대중적이고 쉬운 표현을 쓰자. 복잡하고 재미없는 의학 현상은 최대한 이해하기 쉽고 생생하게 쓰자'였다. 그래야 책의 내용이 독자들의 마음에 가닿을 테고, 독자들이 실생활에 적용할 수 있을 테니 말이다.

　이 글 '닥터 캉의 건강 이념'은 내가 오래도록 해온 연구의 결실을 독자들이 요점만 빠르게 이해하고 파악할 수 있도록 이 책의 내용을 간략히 요약하고 정리한 것이다.

음식으로 건강해지려면 어떻게 해야 할까? 나는 과학적인 이념에 근거해 음식을 섭취해야 한다고 생각한다. 이를 위해서는 몇 가지 중요한 문제를 제대로 파악해야 한다. 예를 들어, 오늘날 만성 질환 발병률이 높고 전 사회적으로 유행하게 된 병리적 요인이 무엇일까? 이 병리적 요인과 현대의 식습관은 어떤 관계가 있을까? 과학적이고 합리적인 음식 섭취로 이 만성 질환의 발병 위험을 낮추려면 어떻게 해야 할까?

이런 문제들에 정확히 답할 수 있어야 효과적인 대응법을 찾을 수 있다. 30여 년에 걸친 연구 끝에 내가 내린 결론은 '3(3)+1' 건강 이념이다. 이제 구체적으로 살펴보자.

현대 만성 질환과 관련된 병리적 요소 3가지

우선 병리적 변화에 대해 알아보겠다. 질병의 발생과 진행은 하루아침에 뚝딱 이루어지는 것이 아니라 반드시 일정한 '과정'을 거친다. 오염된 공기나 물, 잘못된 식습관 같은 외부 요인이나 스트레스, 피로, 수면 부족 같은 내부 요인이 질병을 일으키면, 체내에서는 먼저 비정상적인 병리적 변화가 발생하고 그 다음에 증상이 있는 질병으로 진행된다.

따라서 비정상적인 병리적 변화가 질병 발생의 중요한 조건이 된다. 오늘날 흔히 볼 수 있는 암·심장병·당뇨병·알츠하이머병 등 각종 만성 질환은 서로 상관관계가 없어 보이지만 사실 발병

전의 병리적 변화, 다시 말해 병을 일으킨 근본은 같다. 따라서 병에 걸리지 않으려면 반드시 이런 변화를 없애야 한다.

30여 년에 걸친 연구 끝에 3가지 변화가 현대인의 만성 질환을 일으키는 공범이라는 결론을 내렸다. 이는 바로 '저강도 만성 염증', '지방 합성 증가', '장내 세균총 교란'이다.

하나, 저강도 만성 염증

애초에 염증은 인체를 보호하기 위해 발생한다. 염증은 체내의 면역 세포가 외부에서 들어온 이물질이나 괴사한 세포를 제거하는 방어 과정이기 때문이다. 이 과정은 대개 순식간에 일어나 마무리되며 일종의 동태적 균형을 이룬다. 그러나 체내에 염증을 일으키는 물질이 지나치게 많아지거나 염증을 억제하는 기전이 약해지면 이 균형이 무너진다. 이런 불균형한 상태가 지속되면 원래 '속전속결'이던 염증 반응이 지구전으로 바뀌어 결국 만성 염증으로 이어진다.

다만, 우리가 관심을 기울여야 할 것은 급성 염증에서 비롯된 만성 염증이 아니라 저강도 전신 만성 염증이다. 이는 대사 장애나 체내 세포의 '내상'으로 인해 발생한다. 별다른 증상이 없어 발견이 어렵기 때문에 우리가 자각하지 못하는 사이에 건강에 심각한 해를 끼칠 수 있다.

저강도 전신 만성 염증은 다음과 같은 문제를 일으킨다. 먼저 지속적인 염증은 체내 세포와 조직을 손상한다. 또 염증이 만들어내는 물질은 일부 병리적 유전자의 발현을 유도해 질병 발생과 진행에 필요한 조건을 갖추게 한다. 예를 들어 세포 DNA 손상을 일으켜 암을 유발할 수 있고, 도세포(췌장에서 인슐린을 만드는 세포-옮긴이 주) 손상을 일으켜 당뇨병을 유발할 수 있도다. 혈관벽을 손상해 심혈관 질환을 일으킬 수도 있으며 뇌세포 손상을 통해 알츠하이머병을 유발할 수도 있다.

순차적으로 느리게 일어나는 이러한 변화는 뚜렷한 증상이 없어 쉽게 알아차리기 어렵지만 언제라도 다양한 만성 질환으로 이어질 수 있다. 따라서 병을 예방하려면 무엇보다도 저강도 전신 만성 염증을 없애야 한다.

둘, 지방 합성 증가

지질 대사는 만성 염증의 발생과 진행 과정에서 중요한 역할을 한다. 지질 대사가 균형을 유지할 때 지방 합성과 분해는 일정한 속도로 이루어진다. 그러나 현대인에게 만연한 잘못된 식습관은 지방의 빠른 대량 합성을 촉진한다.

이렇게 과도하게 생성된 지방은 여러 건강 문제를 일으킨다. 간에 축적되면 지방간을 유발하고, 피부 밑이나 복부에 쌓이면 비만으로 이어진다. 또 혈액을 따라 심뇌혈관으로 이동해 심뇌혈관 질환의 위험을 높인다. 지나친 지방 합성은 암세포가 증식하기 좋은 환경을 조성하기도 한다.

이런 이유로 지방 합성 증가는 현대인의 중요한 병리적 변화 가운데 두 번째 요소로 꼽힌다.

셋. 장내 세균총 교란

세 번째 병리적 변화는 장내 세균총 교란이다. 연구가 진행되면서 장내 세균총의 구성·수량·비율이 질병의 발생과 진행에 결정적인 역할을 한다는 사실이 밝혀졌다.

장내 세균총의 변화는 영양소의 소화·흡수뿐 아니라 만성 염증 반응과 지방 합성에도 영향을 미친다. 이 과정에서 다양한 저분자 물질이 생성된다. 이 물질들은 장 점막을 통해 체액으로 이동해 온몸을 순환하며 병리적 유전자의 반응을 변화시키고, 결국 체내 대사 균형에도 영향을 준다.

예를 들어, 장내 세균총이 교란되면 유해균이 대량으로 번식한다. 이 유해균은 내독소(세균 내에 들어 있어서 밖으로 분비되지 않는 독소-옮긴이)를 생성한다. 내독소가 체액으로 들어가면 전신을 순환하며 만성 염증을 악화시킨다. 따라서 장내 세균총이 교란되면 장 자체의 건강뿐 아니라 다른 장기의 생리 기능에도 문제가 생길 수 있다.

저강도 만성 염증, 지방 합성 증가, 장내 세균총 교란은 만성 질환을 일으키는 주요 요인이다. 특히 주목해야 할 점은 '병은 입으로 들어온다'는 말처럼, 이 3가지 병리적 변화가 모두 영양소와 밀접하게 연결되어 있다는 사실이다. 다시 말해, 이 변화들은 영양 섭취와 질병을 이어주는 핵심적이고 민감한 중간 고리다.

따라서 어떤 영양소의 과다나 결핍이 이 3가지 병리적 변화를 유발하는지, 그리고 어떤 영양소가 이 변화를 예방하고 바로잡을 수 있는지를 규명하는 일이 중요하다. 이 사실을 이해해야만 영양 섭취를 효과적으로 조절해 만성 질환을 예방할 수 있다.

영양소 불균형으로 문제를 일으키는 세 쌍

전통적인 음양의 균형 원리는 건강에도 적용된다. 건강을 유지하려면 체내의 생리적 과정이 균형을 이루어야 한다. 인체는 서로를 제약하는 여러 균형을 통해 생리 기능을 조절하며, 이 과정에는 영양물질, 특히 필수 영양소도 포함된다. 필수 영양소는 체내에서 합성할 수 없기 때문에 반드시 음식으로 섭취해야 한다.

그러나 섭취하는 영양소가 지나치게 많거나 적고, 체내에서 적절한 비율을 유지하지 못하면 관련 유전자의 정상 기능이 흔들린다. 그 결과 세포 대사 장애가 일어나고, 영양소가 조절하는 생리적 과정이 불균형해져 병리적 변화로 이어진다. 안타깝게도 오늘날 만연한 잘못된 식습관은 이런 균형을 쉽게 무너뜨린다.

서구화된 식습관뿐 아니라 외부 환경 변화로 인해 식품의 영양 성분이 과거와 크게 달라진 점도 문제다.

외부 환경 변화는 크게 3가지다. 첫째, 농업 생산 방식이 바뀌었다. 과거에는 유기 비료를 사용했으나 오늘날에는 화학 비료와 살충제를 광범위하게 사용한다. 둘째, 축산 방식이 달라졌다. 예전에는 가축을 방목하고 자연에서 얻은 먹이를 제공했지만 지금은 사육장에 가두고 호르몬제가 첨가된 사료를 먹인다. 셋째, 가공식품의 대량 소비가 보편화됐다. 과거에는 신선한 식재료를 그대로 섭취했으나 현재는 각종 첨가제가 포함된 가공식품이 식탁에 널리 자리 잡았다.

이 3가지 외부 환경의 변화는 필요 없거나 건강에 해로운 물질을 체내에 유입시키는 동시에 필수 영양소를 파괴하고 섭취량도 줄였다. 여기서 한 가지 주목할 점이 있다. 이 3가지 변화로 인한 영양소 섭취 불균형이 최근 10년 동안 급증한 만성 질환 발병률과 비례한다는 사실이다. 즉, 영양소 불균형은 만성 질환의 발생과 진행에 지대한 영향을 미친다.

수많은 연구 결과, 이러한 환경 변화는 현대인의 식단에서 오메가3 불포화 지방산과 오메가6 불포화 지방산의 불균형, 식이 섬유와 당질의 불균형, 항산화 물질과 산화물의 불균형, 이 세 쌍의 영양소 불균형을 불러왔다.

하나, 오메가3 불포화 지방산과 오메가6 불포화 지방산의 불균형

지방산 가운데에는 인체에 반드시 필요한 필수 불포화 지방산 2가지가 있다. 하나는 오메가6 불포화 지방산이고, 다른 하나는 오메가3 불포화 지방산이다. 이 두 불포화 지방산은 여러 주요 생리적 과정과 병리적 과정을 조절하며, 특히 만성 염증 반응과 지방 대사, 장내 세균총의 균형을 조절한다. 많은 연구에서 이 두 지방산은 우리 몸이 건강을 유지할 수 있도록 서로 제약하고 조절해 인체 기능을 원활하게 만든다는 사실이 밝혀졌다.

그러나 농업 생산 방식의 변화, 식물성 기름의 대량 사용, 가공식품 소비 증가로 인해 식품에서 오메가6 불포화 지방산은 과도하게 늘어난 반면, 항염증·항산화 작용을 하는 오메가3 불포화 지방산은 크게 부족해졌다. 오메가6 불포화 지방산과 오메가3 불포화 지방산의 불균형은 만성 염증의 위험을 높이고 지방 합성을 증가시키며 장내 세균총을 교란한다. 그 결과 인체는 여러 질병에 취약한 상태가 된다.

둘, 식이 섬유와 당질의 불균형

식이 섬유와 당질의 불균형은 '거친 것'과 '부드러운 것'의 불균형이라고도 할 수 있다. '거친 것'은 채소와 과일 등에 함유된 풍부한 식이 섬유를 말하고 '부드러운 것'은 설탕이나 가공을 거친 전분류 식품, 즉 부드러운 빵·찐빵·흰쌀밥 등을 가리킨다.

현재 고당 식품, 특히 가공식품의 소비가 증가해 지나친 과당 섭취가 심각한 문제로 부상하고 있다. 이 같은 과도한 당질 섭취는 고혈당을 유발할 뿐 아니라 지방 합성을 증가시키고 만성 염증을 일으키며 장내 세균총의 불균형까지 초래한다.

이에 반해 식이 섬유는 혈중 지질과 혈당을 낮추고 장내 세균총의 구성을 조절한다. 하지만 많은 현대인은 과일과 채소 등을 너무 적게 먹어 식이 섬유 섭취량은 부족한 데 반해, 쌀과 밀가루 등 정제 탄수화물과 가당 음료, 기타 단 음식은 너무 많이 섭취한다. 이로 인해 식이 섬유와 당질의 섭취량이 크게 불균형해졌다.

따라서 탄수화물 섭취를 줄이고 식이 섬유 섭취를 늘려 식이 섬유와 당질의 균형을 유지하는 것도 시급한 과제다.

셋, 항산화 물질과 산화물의 불균형

항산화 물질은 주로 채소와 과일, 가공되지 않은 식품에 풍부하다. 반면 산화물은 가공식품이나 오염된 식품에 많이 포함된다. 체내에 산화물이 과도하게 쌓이면 염증 반응이 촉진되고 세포가 손상된다.

항산화 물질은 산화물의 천적으로 산화물을 없애고 산화 스트레스의 손상을 줄이고 세포의 건강을 지킨다. 그러나 가공식품과 오염된 식품에 대한 노출이 늘고, 신선한 채소와 과일의 섭취는 줄어들면서 체내 산화물은 증가하고 항산화 물질은 부족해졌다. 이 불균형은 각종 만성 질환의 위험을 높인다.

섭취를 늘려야 할 '3대 보물 영양소'

앞에서 말한 세 쌍의 영양소 불균형을 바로잡기 위해서 '3가지를 늘리고 3가지를 줄일 것'이 기본 원칙이다. 즉 오메가3 불포화 지방산, 항산화 물질, 식이 섬유의 섭취는 늘리고, 오메가6 불포화 지방산, 산화물, 당질의 섭취는 줄여야 한다.

나는 현대인이 특히 섭취를 늘려야 할 오메가3 불포화 지방산, 식이 섬유, 항산화 물질을 '3대 핵심 영양소' 또는 'AFO 영양소(A는 항산화 물질, F는 식이 섬유, O는 오메가3 불포화 지방산)'라고 부른다.

AFO 영양소가 중요한 이유는 3가지다. 첫째, 현대인의 식단에서 이 세 영양소는 대체로 부족하다. 둘째, AFO 영양소의 결핍은 만성 질환의 발생과 진행과 밀접하게 관련되어 있다. 셋째, AFO 영양소는 각각 다른 작용을 하면서도 함께 섭취할 때 시너지 효과를 내어 질병에 맞서는 데 도움이 된다. 따라서 여러 영양소 가운데 특히 이 3가지는 함께 보충해야 한다.

건강 식이 원칙: 채소, 과일, 생선, 담백한 음식

AFO 영양소 섭취를 늘리기 위해서는 다각적으로 노력해야 한다. 특히 농업 생산, 식품 가공, 가축 사육뿐 아니라 개인 식습관 등을 개선해 AFO 영양소의 식품 속 함량을 늘려야 한다.

개인 식습관과 관련해, AFO 영양소를 함께 섭취하려면 '채소, 과일, 생선, 담백한 음식' 원칙을 따르길 권한다. 첫째, 채소, 특히 녹색 잎채소 섭취를 늘린다. 둘째, 과일 섭취를 늘린다. 셋째, 육류로는 생선을 비롯해 각종 해산물을 주로 섭취한다. 단, 여기서 말하는 '채소, 과일, 생선'은 오염되지 않은 식품을 가리킨다.

또한 가능한 한 담백한 음식을 선택하고, 튀긴 음식은 피한다. 음료는 소프트드링크 대신 물과 차를 마시는 것이 좋다. 맑은 물에서 이리저리 헤엄치는 물고기를 상상해보라. 편안하게 헤엄치는 물고기처럼 긴장을 풀고 평온한 마음 상태를 유지하면서 적당한 운동을 병행하는 것도 도움이 된다.

'닥터 캉'의 건강 이념 요약

　오늘날 만성 질환의 발병률이 높아지고 환자의 연령대가 낮아지는 이유는 병에 걸리기 쉬운 체질의 인구가 늘었기 때문이다. 이러한 경향은 저강도 만성 염증, 지방 합성 증가, 장내 세균총 교란이라는 3가지 병리적 변화로 드러난다. 이 변화들은 모두 음식과 밀접하게 관련되어 있다.

　특히 오메가6 불포화 지방산과 오메가3 불포화 지방산의 불균형, 식이 섬유와 당질의 불균형, 산화물과 항산화 물질의 불균형은 현대 만성 질환의 발생과 악화에 중요한 영향을 미치는 요인이다.

　만성 질환 위험을 줄이려면 이 세 쌍의 영양소 불균형을 바로잡아야 한다. 이를 위해 오메가3 불포화 지방산, 식이 섬유, 항산화 물질의 섭취는 늘리고, 오메가6 불포화 지방산, 당질, 산화물의 섭취는 줄이는 것이 중요하다. 이러한 조절은 만성 질환을 예방하는 핵심적인 대처법이며, '채소, 과일, 생선, 담백한 음식' 원칙을 따르면 세 쌍의 영양소 균형을 자연스럽게 맞출 수 있다.

　이 책을 통해 독자가 음식으로 건강을 관리하는 지혜를 얻고, 건강한 삶을 누리길 바란다.

캉징쉬안
미국 보스턴, 하버드대학교에서

차례

추천의 말 이 책을 읽는 독자들에게 **알렉산더 리프** 하버드대학교 의학전문대학원 종신 교수 … 6
서문 새롭고 과학적이며 선진적인 건강 지식 **차오쩌이** 칭화대학교 의학원 부원장 … 8
들어가는 글 '닥터 캉'의 건강 이념 … 10

Part 1 건강 재해석
우리가 꼭 알아야 할 건강 지식

음식으로 면역력을 키운다
: 균형 잡힌 영양 위에서 자라는 면역력

음식은 면역력의 토대 … 33
염증 반응을 잡는 건강한 음식들 … 39
- 건강 가이드 전염병이 유행할 때, 면역력을 높이려면 무엇을 먹어야 할까? … 46
- 건강 Q&A Q1 면역력이 떨어졌다는 신호나 징조는? | Q2 면역력을 높이는 방법은? … 48
- 1장 핵심 내용 … 51

❷ 염증은 만병의 근원이다
: 상초열의 재해석

왜 상초열에 시달리는 걸까 … 54
보이지 않지만 치명적인 상처, '내상' … 56
만성 염증이 일으키는 무서운 질병들 … 57
만성 염증을 피하는 법 … 63

- (건강 가이드) 염증에서 멀어지려면 어떻게 해야 할까? … 65
- (건강 Q&A) Q1 냉차가 상초열을 다스리는 원리는? | Q2 상초열을 일으키는 요소는? | Q3 항생제는 '염증을 잡고 상초열을 내리는' 데 필수적일까? | Q4 감기에 걸려도 상초열이 발생하는데, 항생제를 꼭 써야 할까? | Q5 항생제를 자주 복용해도 될까? … 67
- (2장 핵심 내용) … 70

❸ '병은 입으로 들어온다'는 말의 의미는?
: 음식으로 생기는 병에 대하여

영양소 섭취가 불균형해진 원인 … 73
섭취할 음식은 유전자가 결정한다 … 76
현대 만성 질환 발병률을 높이는 중대 요인 … 78
현대인에게 부족한 영양소 3가지 … 80

- (건강 가이드) 염증에서 멀어지려면 어떻게 해야 할까? … 82
- (건강 Q&A) Q1 생활 방식이 건강했다는 고대인보다 현대인의 수명이 더 긴 이유는? | Q2 나이가 들면 원래 병에 걸리는 걸까? … 84
- (3장 핵심 내용) … 87

Part 2 건강의 토대
우리가 꼭 알아야 할 3가지 보물

당을 줄이는 보물, 식이 섬유

식이 섬유는 혈당을 조절하는 당이다 … 93
장내 암을 예방하는 특효약 … 98
심뇌혈관 질환에서 멀어지게 해주는 양약 … 100
천연 다이어트 약, 식이 섬유 … 102
장내 세균총을 조절한다 … 105

- (건강 가이드) 당류 음식과 현대 만성 질환의 관계 … 107
- (건강 Q&A) Q1 어떤 음식에 식이 섬유가 풍부할까? | Q2 식이 섬유를 충분히 섭취하려면? | Q3 식이 섬유를 섭취할 때 주의할 점은? | Q4 왜 식이 섬유는 '당'인데도 달지 않을까? | Q5 고혈당을 일으키는 음식을 알아보는 방법은? … 110
- (4장 핵심 내용) … 116

염증을 줄이는 보물, 항산화 물질

산화의 부산물인 '자유 라디칼' … 118
자유 라디칼이 늘어나는 이유 … 121
자유 라디칼의 공격은 노화를 부른다 … 124
자유 라디칼이 너무 많으면 면역력이 약화된다 … 125
심뇌혈관 질환의 도우미 역할을 하는 자유 라디칼 … 127

자유 라디칼은 당뇨병의 발병에도 영향을 미친다 … 128
암세포의 활동을 돕는 자유 라디칼 … 128
자유 라디칼을 중화하는 '천연 소화기', 항산화 물질 … 130

(건강 가이드) 조리 방식이 식품의 항산화 물질에 미치는 영향 … 134
(건강 Q&A) Q1 항산화 물질 함량이 높은 과채는? | Q2 채소는 반드시 날것으로 먹어야 할까? | Q3 종합 비타민제를 따로 챙겨 먹어야 할까? | Q4 비타민제를 먹으면 아무 음식이나 마음껏 먹어도 될까? | Q5 비타민을 따로 보충해야 하는 사람은? | Q6 비타민도 중독될까? | Q7 노년층이 알츠하이머병에 걸리는 이유는? … 136

(5장 핵심 내용) … 142

지방을 줄이는 보물, 오메가3 불포화 지방산

오메가3 불포화 지방산이란? … 145
혈중 지질 수치를 낮추는 '지방' … 151
심뇌혈관 질환에 맞서 건강을 지킨다 … 153
염증을 없애는 보물 … 155
암의 생성과 성장에 맞대응한다 … 158
혈당의 전이를 조절해 당뇨병에 맞선다 … 160
건강한 정신과 장수의 비결 … 162
두뇌 발달을 촉진한다 … 164
장내 세균총의 균형을 유지한다 … 165

(건강 가이드) 오메가3 불포화 지방산에 관한 지식 … 166
(건강 Q&A) Q1 오메가3 불포화 지방산 함량이 높은 식품은? | Q2 식용유는 비쌀수록 몸에 좋을까? | Q3 특정 부위를 먹으면 그 부위가 좋아진다는 말이 사실일까? | Q4 어유와 간유는 같은 건가? … 170

(6장 핵심 내용) … 178

Part 3 균형식으로 누리는 '웰니스'의 삶
나이 들수록 건강한 삶을 위하여

❼ 균형 잡힌 식사의 비밀

'채소, 과일, 생선, 싱겁게' 식이 원칙 ⋯ 185
식사 때마다 '3대 보물 영양소' 챙기기 ⋯ 187
균형 잡힌 식단은 식품 구매에서 시작된다 ⋯ 190

- 건강 가이드 건강 보조제를 선택할 때 주의할 점 ⋯ 193
- 건강 Q&A Q1 물은 건강에 어떤 영향을 미칠까? | Q2 노년층은 수분을 많이 섭취하지 않아도 될까? | Q3 채식을 할 때 주의할 점은? | Q4 우유를 먹어야 할까, 먹지 말아야 할까? | Q5 육류를 섭취하는 데도 주의할 점이 있을까? ⋯ 195
- 7장 핵심 내용 ⋯ 204

❽ 지금은 웰니스의 시대

건강을 지키려면 3가지 '감'을 가져야 한다 ⋯ 206
비만은 우리의 건강을 위협한다 ⋯ 209
암과 싸우는 새로운 접근 방법 ⋯ 213
초미세 먼지의 해악으로부터 건강 지키기 ⋯ 217
장내 세균총과 건강 ⋯ 221
임신 과정과 태아의 성장을 위해 필요한 영양식 ⋯ 224

| 건강 가이드 | 건강하게 오래 사는 생활 방식 … 227
| 건강 Q&A | Q1 자신에게 맞는 운동은 어떻게 골라야 할까? | Q2 건강 검진을 할 때 주의할 사항은? | Q3 어떤 상황이면 응급실에 가야 할까? | Q4 건강 보조제의 안전성과 효과는 어떻게 판단할까? … 230
| 8장 핵심 내용 | … 241

감사의 말 건강과 장수를 바라는 모든 이들을 위하여 … 242
부록 1 하버드대학교 의학전문대학원의 전문가―코로나19 치료, 바이러스 제거와 염증 관리를 동시에 … 244
부록 2 중의약이 코로나19 방역 전쟁에서 큰 몫을 해내는 이유는 무엇일까?―하버드대학교 교수가 그 이유를 설명하다 … 250

Part 1

건강 재해석

우리가 꼭 알아야 할 건강 지식

① 음식으로 면역력을 키운다

: 균형 잡힌 영양 위에서 자라는 면역력

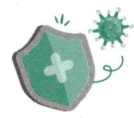

1장에서는 대중의 관심사인 음식과 전염병의 관계를 다루겠다. 여기에서 말하는 전염병은 '코로나19'뿐만 아니라 앞으로 발생할 수 있는 전염병까지 모두 포함한다. 전염병에 대한 저항력과 발병 위험이 사람마다 다른 이유는 무엇일까? 음식은 여기에 어떤 영향을 미칠까? 이제부터 이 질문들의 답을 알아보자.

지난 수십 년간 의학계와 대중은 질병 예방과 건강 증진을 논할 때면 주로 만성 질환(암·심뇌혈관 질환·당뇨병·알츠하이머병 등)에 초점을 맞춰왔다. 오늘날 이런 만성 질환의 발병률이 매우 높고 인류의 건강과 생명을 크게 위협하기 때문이다. 만성 질환은 주로 해로운 생활 습관이나 환경적 요인 때문에 발생한다. 대부분 체내 대사 장애가 일으킨 병리적 변화로, 세균이나 바이러스 감염과는 직접적인 연관이 없어 '비전염성 질환'이라고 불린다. 사람 간의 직접적 전파가 일어나지 않기 때문이다.

그러나 코로나19의 대유행은 전 사회, 더 나아가 전 인류의 질병 예방 의식과 행위를 순식간에 바꿔놓았다. 코로나19는 신종 바이러스가 일으킨 질환으로 전염성이 매우 강했다. 가장 큰 문제는 코로나19 발병 초기, 신종 바이러스였던 탓에 의학계조

차 이 바이러스에 대한 이해가 부족해 임상에서 적용할 치료제가 없었고 효과적인 치료법과 예방법도 몰랐다는 점이다. 그래서 일부 환자는 위중증으로 진행되었고 심한 경우 사망에 이르기도 했다.

이처럼 누구나 감염될 수 있고 심각한 후유증이 뒤따르기도 하는 경우, 사람들은 당황해서 우왕좌왕하게 된다. 또 이는 일상생활, 사회 질서, 세계 경제 등 다양한 분야에도 엄청난 타격을 준다. 그래서 발병 위험을 낮추거나 저항력을 높이는 방법에 관심이 쏠렸다.

음식은 면역력의 토대

병원체의 침입 경로

사람이 걸리는 질병은 감염성 질병과 비감염성 질병으로 간단히 나눌 수 있다.

감염성 질병은 외부의 병원체(병의 원인이 되는 미생물이나 기생충)가 인체에 들어와 일으키는 질병으로 코로나19, 중증 급성 호흡기 증후군(SARS, 사스), 인플루엔자, 폐결핵, 바이러스성 간염, 후천성 면역 결핍 증후군(AIDS, 에이즈), 말라리아 등이 이에 해당한다.

비감염성 질병은 병원체가 직접적인 원인이 아닌 질병으로서 만성 질환, 유전성 질환, 외상 등이 이에 속한다.

여기에서는 주로 감염성 질병의 발생 및 진행 과정을 다룬다. 외부 병원체에는 바이러스, 세균, 진균(곰팡이), 기생충 등이 있다. 이 병원체들이 병을 일으키려면 일단 인체 밖에서 안으로 들어가야 한다. 체내로 들어간 병원체는 세포 안에서 체내 환경을 이용해 번식하고 복제한다. 이 과정에서 세포 내 병원체가 증식하고 독소까지 분비해 세포를 파괴하거나 죽인다. 더 중요한 점은 이 병원체들이 외부 물질이라 인체 면역 시스템의 염증 반응을 일으킨다는 사실이다. 이러한 과정은 그에 상응하는 병리적 변화를 불러와 여러 장기에서 다양한 임상 증상이 발생할 수 있다.

병원체가 인체에 들어오는 경로는 종류에 따라 다르며 그에 따른 질병의 전파 경로도 다르다. 상처의 세균 감염과 같은 일부 감염성 질병은 다른 사람에게 전파되지 않는다. 그러나 코로나19, 인플루엔자, 에이즈, B형 간염 등 전염성이 있는 감염성 질병은 다른 사람에게 전염된다.

예를 들어 코로나19와 인플루엔자는 주로 비말과 접촉을 통해 전파되고 에이즈, B형 간염은 혈액과 성관계를 통해 전파되는 경우가 많다. 전파력이 있는 감염성 질병의 전파 경로에 따라 그 전염성도 차이가 있다. 바이러스성 호흡기 감염병(코로나19, 사스, 인플루엔자 등)처럼 전염성이 강하면서 예방이 어려운 질병은 대개 접촉이나 바이러스가 포함된 비말 흡입을 통해 감염될 수 있다.

간단히 말해 병원체의 감염은 외부의 병원체가 인체 세포 내로 침입하는 과정이며, 이는 병원체가 병을 일으키는 전제 조건이다. 병원체마다 감염을 일으키는 장기와 세포가 정해진 경우가 많다.

예를 들어 코로나바이러스는 폐에 감염을 일으킨다. 먼저 비강과 인후를 포함한 상기도를 통해 인체로 침투해 기관과 기관지를 거쳐 폐포에 이른 다음, 호흡기와 폐 조직의 각종 세포 안으로 들어간다. 이 과정의 난이도가 병원체의 질병 발병률과 증상의 경중에 직접적인 영향을 미친다.

다시 말해, 병원체가 감염을 일으키려는 세포에 쉽게 침입할수록, 최종적으로 세포 내에 들어간 병원체가 많을수록 발병률이 높고 증상이 심해진다.

인체 면역 시스템의 1차 방어선

인체는 병원체의 침입을 어떻게 막을까? 사실 인체에는 외부 병원체의 침입을 막는 치밀한 장벽이 존재하며 이것이 인체 면역 시스템의 1차 방어선을 이룬다(자연 면역의 주요 구성 요소).

이 장벽은 나라마다 있는 국경 방어선과 같다. 국경 방어선에는 적의 침입을 막기 위해 벽, 철조망, 초소 및 각종 감시 장치를 설치하는데, 이를 빈틈없이 완벽하게 유지해야만 방어 기능을 제대로 발휘할 수 있다.

인체의 1차 면역 장벽은 인체 표면의 피부, 외부와 연결된 통로(호흡기, 소화기, 비뇨 생식기 등)에 붙은 점막 및 그 특수한 구조와 분비물이다.

표피의 가장 바깥쪽에 있는 각질층은 여러 겹의 편평한 각질 형성 세포로 이루어져 있다. 이웃한 세포와 빈틈없이 이어져 있어 대다수 전염원은 이 물리적 장벽을 통과할 수 없다(각질층이 손상되지 않은 한, 일반적으로 병원체는 이 장벽을 뚫을 수 없다). 이 밖에 모낭과 연관된 피지샘에서 분비된 많은 지방산이 피부를 산성으로 만들어 미생물의 생존에 불리한 환경을 만든다.

이어서 호흡기를 살펴보면 코, 인두, 후두, 기관, 기관지로 구성되어 있다. 먼저 코에서 코털과 점액으로 이루어진 성긴 필터가 일정한 크기 이상의 물질이 들어오는 것을 막는다. 여기에 신속한 재채기 반사가 더해지면 잠재적인 위험 물질 또는 자극 물질은 즉각적으로 호흡기에서 제거되거나 점액에 들러붙는다. 기관 내부 표면을 덮고 있는 상피 세포는 매우 촘촘하고 질서 정연하게 배열되어 있으며 섬모가 자라 있고 점액을 분비한다(그래서 표면에 점액층을 형성한다).

점액층은 외부 병원체를 포착하고 격리해 상피 세포와 직접적으로 접촉하는 것을 막는다. 게다가 점액층에는 병원체를 죽이거나 병원체의 성장을 억제하는 물질이 포함되어 있는데, 가장 많은 것이 방어 물질이라고 불리는 '항균 펩타이드'이다. 점액이 병원체를 막는 물리적 장벽일 뿐만 아니라 항생제의 특성도 가지고 있음을 알 수 있다. 상피 세포의 섬모는 세포 표면이 돌출된 것으로, 앞뒤로 움직이는 운동성이 있어 점액, 먼지, 인체에 침입하는 미생물을 점막이 몸 밖으로 내보내게 할 수 있다.

한편 인체의 소화기는 구강, 인두, 식도, 위, 소장, 대장으로 구성되어 있다. 구강에서 대량으로 분비되는 타액 속에는 미생물 병원체를 억제하고 파괴할 수 있는 라이소자임 등 여러 가지 물질이 포함되어 있다. 위장관 속 위산과 판크레아틴, 펩티다아제와 같은 소화 효소는 미생물 병원체를 파괴할 수 있다.

장 속 지방산과 담즙산, 트랜스페린, 락토페린, 피브로넥틴 등도 미생물 병원체의 생장과 점막을 통한 침투를 막을 수 있다. 장내 점막은 위에서 언급한 호흡기 점막과 비슷한 구조와 기능을 가지고 있어 운동성 있는 섬모가 있고 항균 펩타이드가 포함된 점액을 분비한다. 이 밖에 장내 정상균총은 유독 물질을 분비하거나 병원균과 영양분을 다투거나 세포 표면에 붙어 병원균이 장 속에 자리 잡지 못하게 한다.

강력한 면역 장벽을 세우는 법

피부와 점막 상피(폐와 장벽 표면의 것 포함)는 인체의 내부와 외부 사이에 존재하는 든든한 면역 장벽이다. 이 장벽 기능의 좋고 나쁨은 병원체의 세포 내 침투 가능성과 얼마나 많은 병원체가 침투할 수 있는지에 영향을 미치므로, 결국 질병의 발생과 진행에 영향을 미친다.

피부와 점막이 건강하고 완벽하게 기능하는 경우, 앞에서 언급한 병원균의 침투를 막는 여러 가지 기능들도 강해진다. 반면 피부와 점막이 건강하지 못하면 방어 기능도 약하다. 병원체 감염을 억제하는 능력이나 질병에 걸릴 위험 면에서 전자와 후자는 분명한 차이를 보인다. 그렇다면 왜 사람마다 피부와 점막의 구조와 기능이 다른 걸까?

　물론 타고난 유전자도 어느 정도 영향을 미친다. 그러나 가장 크게 영향을 미치는 요인은 후천적인 영양 상태, 즉 음식 섭취 상태다. 왜 그럴까? 체내의 세포들이 영구불변하지 않고 끊임없이 새로운 상태로 변화하기 때문이다.

　예를 들어 피부 바깥층의 각질 형성 세포는 열흘에 한 번씩 새로 생성된다. 호흡기 점막의 상피 세포는 약 30~50일을 주기로 새로 생성된다. 장 점막의 상피 세포는 이보다 주기가 훨씬 짧아 약 3~5일마다 새로 생성된다.

　이렇게 많은 세포가 이처럼 짧은 주기로 새로 만들어지고 회복되려면 많은 재료가 대량으로 필요할 것이다. 여기에 필요한 재료들은 무엇일까? 어디에서 얻을까? 이 재료들은 바로 단백질, 지방, 당류, 비타민, 미량 영양소 등 우리가 음식을 통해 얻는 각종 영양소다.

　세포가 필요로 하는 각종 영양소를 충분히 공급하면, 피부와 점막 세포는 건강해지고 완벽한 조직을 갖추게 되며 서로 긴밀하게 연결된다. 또 병원체에 대항하는 물질을 충분히 생산하고 방출해 병원체의 침입을 효과적으로 막는다.

　반면에 영양소 공급이 부족하거나 불균형한 경우, 상피 세포는 불완전해지거나 손상되고 표피와 점막의 완전성도 파괴되며 항균 물질의 분비도 부족해져 감염으로 인한 질병에 취약해진다.

　따라서 강력한 면역 방어 시스템을 구축하고 유지하기 위해서는 장기간에 걸쳐 풍부하고 균형적이며 충분한 영양소 섭취를 통해 세포 생장과 회복에 필요한 각종 물질을 공급해야 한다. 또한 흡연, 산화물이 많이 함유된 식품과 독성 물질 등 세포 조직과 기능에 해를 끼치는 물질의 섭취는 되도록 피하거나 줄여야 한다. 한마디로 바람직한 영양 섭취가 건강한 세포를 기르고, 건강한 세포가 강력한 면역력을 기른다.

염증 반응을 잡는 건강한 음식들

병원체가 일으키는 문제들

강력한 면역 장벽을 세우고 유지하는 데는 영양가 높은 음식이 중요하다. 병원체(바이러스 등)가 장벽을 뚫고 세포 안으로 침투하면 어떤 문제가 생길까?

신종 코로나바이러스(SARS-CoV-2)를 예로 들어보겠다. 신종 코로나바이러스는 폐로 들어가 스파이크 단백질을 세포 표면의 ACE2 수용체에 결합시켜 세포 안으로 침투한다. 물론 바이러스마다 세포에 침투하는 방식이 다르므로 모든 바이러스가 신종 코로나바이러스와 같은 경로로 침투하지는 않는다.

세포에 침투한 바이러스는 세포 안의 조건을 이용해 빠르게 번식하고 복제해 더 많은 바이러스를 만든다. 그런 다음, 이 바이러스들은 다시 빠져나와 주변의 폐 세포까지 감염시킨다. 그 결과, 바이러스는 점점 늘어나고 감염된 세포도 많아진다. 이때

바이러스의 존재와 감염된 세포의 괴사는 면역 체계의 세포 반응, 즉 염증 반응을 일으킬 수 있다.

정상적인 상황에서는 폐의 면역 세포인 대식 세포('식세포'라고도 불림)가 외부에서 침입한 미생물이나 괴사한 세포를 식별해 이 외부 물질이나 세포 찌꺼기를 삼켜서 없애버린다. 경찰이 순찰하다가 범죄자를 발견하면 체포하는 것처럼 말이다.

대식 세포는 바이러스나 괴사한 세포를 삼키고 나서 사이토카인(또는 '염증 인자'라고 불림)을 방출하는데, 사이토카인은 신호를 보내 다른 면역 세포가 움직이게 유도한다.

예를 들어 혈관 속 백혈구는 혈관을 통과해 감염된 곳으로 향한다. 마치 순찰하다가 다수의 범죄자를 발견한 경찰관이 곧바로 지원을 요청해 더 많은 경찰이나 무장 경찰을 현장으로 부르는 것과 같다.

또한 대식 세포가 방출한 사이토카인은 폐혈관을 확장해 충혈을 일으키고 투과성을 높여 일부 모세 혈관의 미세 누출을 일으켜 혈관 속 액체 성분이 조직으로 누출되게 만든다. 만약 사이토카인이 계속 만들어지고 방출되면 백혈구도 계속 늘고 혈액 속 액체가 더 많이 누출돼 국부적인 부종이 생기고 더 많은 세포가 죽는다. 이것이 바로 급성 염증 반응이다.

신체 외부에서 급성 염증 반응이 발생하면, 그 부위가 붉어지고 붓고 열이 나고 통증이 느껴진다. 폐에 생긴 급성 염증 반응은 눈으로 확인할 수는 없으나 계속 늘어나는 염증 인자 때문에 열이 나거나 근육통 등의 증상을 느낄 수 있다.

그러고 나면 폐에는 또 어떤 변화가 생길까? 코로나19 환자의 흉부 엑스레이 사진이나 CT 영상에서 중증 환자의 폐가 뿌옇거나 아예 새하얗게 보였다는 이야기를 들은 적이 있을 것이다. 왜 그랬을까?

정상적인 폐의 경우, 가스를 교환하는 장소인 폐포는 공기가 가득하므로 비어 있다. 그래서 엑스레이나 컴퓨터 단층 촬영(CT 촬영)을 하면 대개 까맣게 보인다. 그러나 염증성 액체가 누출되고 염증 세포가 많이 쌓이면 원래는 비어 있어야 할 폐포가 가득 차 하얗게 보인다.

상황이 이 지경에 이르면 폐의 구조와 기능에도 문제가 생긴다. 폐포는 원래 가스를 교환하는 곳인데 염증성 누출물이 가득 차 공간이 없어진 탓에 가스도 교환할 수 없다. 혈액 농도가 낮아진 것은 바로 이 때문이다. 그러면 환자는 호흡 곤란 등 심각한 증상을 보인다. 이것도 급성 염증 반응이 심해진 탓이다.

폐 염증이 심해지면, 특히 '사이토카인 폭풍(혈액과 폐에서 갑자기 염증 인자가 과다하게 방출되는 현상)'이 일어나면 전신의 병리적 변화를 유발할 수 있다. 심장, 뇌, 간, 신장 등 여러 장기의 병변이나 쇠약은 물론이고 혈액 응고 정도가 심해져 혈전이 형성되는 등 생명을 위협하는 일련의 병변을 일으킬 수 있다. 이로 보아 폐 염증의 심각도가 코로나19 감염자의 병세에 결정적 영향을 미친다는 것을 알 수 있다.

염증 반응의 경중, 진행 속도(통제 가능과 통제 불가능)는 환자의 병세와 생존율에 직접적인 영향을 미친다. 따라서 코로나19를 치료하려면 폐를 비롯한 전신의 염증 반응을 억제하는 것이 중요하다.

여기서 한 가지 짚고 넘어가야 할 점이 있다. 급성 염증 반응은 원래 바이러스 등 외부 물질을 없애기 위한 일종의 방어 기제로, 적절한 염증 반응은 감염을 억제하는 데 도움이 된다. 인체를 나라에 비유하면, 코로나19라는 '외적'이 침입할 경우, 현역 국방력인 체내의 대식 세포가 마치 선봉에서 방어전을 치르는 국경 수비대처럼 '외적'을 포위하고 섬멸해 바이러스와 죽은 세포를 신속히 처리한다.

만약 속전속결로 마무리 지을 수 있다면 다른 무력을 동원해 대규모 전쟁을 치를 필요가 없다. 그러면 전투는 단시일 내에 승리로 막을 내릴 것이다. 한마디로, 염증 반응이 적절한 때에 사라진다면 심각한 부작용이 뒤따를 일도 없다. 그러므로 격렬하고 지속적인 염증 반응을 억제하는 데 주력해야 한다.

염증 반응에 영향을 주는 요소

임상에서 감염 정도가 비슷하더라도 환자마다 병리적 상태, 예후는 매우 다를 수 있다. 일부는 코로나19에 감염돼도 가볍게 앓고 말지만, 중증으로 진행되는 환자도 있고 그중에는 손쓸 겨를도 없이 사망하는 환자들도 있다. 이는 염증 반응 상태와 관련이 있다. 그렇다면 염증 반응 정도에 영향을 미치는 요인에는 무엇이 있을까?

신종 코로나바이러스가 폐에 염증을 일으키는 과정을 바이러스가 폐에 불을 붙인 것에 비유하면, 신종 코로나바이러스는 작은 불꽃(불씨)이고 폐는 '화로'라 볼 수 있다. 불씨 아래 장작이 있고 주변에 인화물이나 '연소 촉진제(염증 유발 물질)'가 잔뜩 있으면, 불씨가 붙자마자 금세 주변에 있는 물체에 옮겨 붙어 불길(염증)이 순식간에 번진다.

그러나 같은 불씨라도 시멘트 보드 위에 떨어졌고 주변에 인화물 대신 '소화제(항염 물질)'가 있으면 불씨는 혼자 타다 저절로 꺼진다. 이는 염증 반응이 일어나는 환경과 물질(염증 유발 물질과 항염 물질의 비율)이 염증 반응 정도를 좌우함을 보여준다.

그렇다면 염증 반응을 촉진하는 신체적, 물질적 조건에는 어떤 것이 있을까?

하나, 염증 세포가 발현하는 염증 인자의 활성도가 있는데 이는 유전자 발현과 연관이 있다. 염증 유전자 발현이 유독 활발한 사람들이 있다. 예를 들어 당뇨병, 심혈관 질환 또는 암 등 기저 질환 환자들을 보면 염증 세포가 발현하는 염증 인자가 매우 많다. 다시 말해 이런 환자들은 체내에 '인화물'이 많아 신종 코로나바이러스가 침입하면 빠르게 중증으로 진행되거나 사망할 수 있다.

둘, 체내 염증 반응을 조절할 수 있는 지방산이다. 인체 세포 안에는 염증 반응 조절에 직접적으로 참여할 수 있는 지방산이 2가지 있다.

하나는 오메가6 불포화 지방산으로, 여러 가지 식물성 기름 또는 일부 육류에 풍부하게 들어 있다. 오메가6 불포화 지방산의 대사산물은 염증을 일으키고 악화시켜 몸에 '불을 내는' 연소 촉진제 역할을 한다.

다른 하나는 오메가3 불포화 지방산으로, 해산물과 녹색 채소에 많이 들어 있다. 오메가3 불포화 지방산은 불을 끄는 물이나 소화제처럼 염증을 완화하고 억제할 수 있다.

그래서 오메가6 불포화 지방산과 오메가3 불포화 지방산은 체내에서 상호 견제를 통해 균형을 이뤄 염증 반응을 조절한다. 이 두 지방산의 비율이 매우 불균형하면, 예를 들어 오메가6 불포화 지방산이 오메가3 불포화 지방산보다 훨씬 많으면(사실 현대인 중 대다수가 이러함) 염증을 유발한다.

셋, 산화 스트레스를 일으키는 자유 라디칼(free radical), 즉 체내의 과산화물이다. 바이러스 감염으로 세포가 죽으면 자유 라디칼이 많이 만들어진다. 자유 라디칼은 염증 세포의 합성 또는 염증 인자 방출을 촉진하며 염증은 다시 자유 라디칼의 증가를 촉진해 악순환을 이룬다. 따라서 과도한 스트레스를 받으면 염증이 더 심각해질 수 있다.

넷, 장내 세균총 불균형이다. 정상적인 상태에서는 장내 우세균의 구조와 기능이 동태적 균형을 유지할 수 있다. 그러나 병이 위중하거나 스트레스를 받으면, 특히 감염된 상태에서는 '기회 감염 병원체'가 증가하고 '지질 다당류'라고 불리는 내독소가 생긴다. 또 장내 점막의 투과성 증가가 동반되는 경우가 많다. 내독소는 장내 점막을 통해 혈액으로 들어가 면역 세포 생성을 촉진하고 대량의 염증 인자를 방출해 폐 염증 반응을 심화시킨다.

발병 위험을 낮추는 음식 원칙

염증 반응에 영향을 미치는 요소는 개인의 체내 상황에 따라 다르다. 환자마다 염증의 증세가 판이한 이유이다. 건강한 사람이든 병약한 사람이든 발병 또는 중증으로의 악화 위험을 낮추기 위해서는 다음에서 말하는 음식 관련 원칙을 따라야 한다.

하나, 체내 오메가6 불포화 지방산과 오메가3 불포화 지방산 비율의 균형을 맞춰(오메가3 불포화 지방산 섭취를 늘리면서 오메가6 불포화 지방산의 섭취 및 그 대사를 제한한다) 염증 반응 촉진 인자를 줄이고 항염증 인자 생성을 늘린다.

둘, 항산화 물질 섭취를 늘려 자유 라디칼을 중화해 자유 라디칼과 염증 반응의 악순환을 끊는다.

셋, 프로바이오틱스와 프리바이오틱스를 보충해 장내 세균총 균형을 맞추고 내독소 형성 및 혈중 유입을 줄인다.

이 3가지 원칙을 따르면 급성 염증 반응을 억제하는 데도 도움이 될 뿐만 아니라, 급성 염증을 신속히 제거해 만성 염증으로 전환하는 것이나 그 후유증을 막을 수 있다.

간단히 말해, 바이러스가 유행하는 상황에서는 바이러스와의 접촉과 전파를 막는 조치(자가 격리, 마스크 착용, 손 씻기 등)를 철저히 따르는 한편, 적절한 음식을 통해 신체를 양호한 상태로 만들어야 한다(운동, 수면 포함). 일단 면역력을 키워야 한다. 즉 '불씨'가 생겨나도 커지지 않게 한다. 그리고 염증 반응을 억제해 '인화물'을 줄여 염증 반응을 최저로 낮춘다. 이렇게 하면 중증은 경증으로, 경증은 무발병으로 바꿔 건강을 유지할 수 있다.

건강 가이드

전염병이 유행할 때, 면역력을 높이려면 무엇을 먹어야 할까?

면역력은 병에 맞서는 힘이다. 일반적으로는 인체가 병원 미생물의 침입을 막고 이미 침입한 외부 물질과 자가 변이한 세포(사망한 세포와 암세포 등)를 소멸시키고 제거하는 능력을 가리킨다.

인체의 면역 체계는 주로 물리적 장벽과 면역 기관·세포, 이 두 부분으로 이루어져 있다(면역학에 따르면 선천 면역과 후천 면역으로 나뉜다). 면역 세포는 종류가 많고 인체 곳곳에 분포해 다양한 기능을 수행한다. 이것만으로도 면역 체계가 매우 복잡한 시스템임을 알 수 있다. 면역력은 음식, 운동, 수면, 감정 등 여러 요소의 영향을 받는다.

전염병이 유행하면 사람들은 특정 음식이나 영양제로 면역력을 높이려고 하는데, 이는 현실적으로 불가능하다. 음식으로 면역력을 높이려면, 면역 체계의 구조와 기능을 유지하는 데 필요한 다양하고 균형 잡힌 영양소를 장기간 섭취해야 한다. 한마디로 특정 음식을 단기간 섭취한다고 해서 면역력이 향상되지는 않는다는 뜻이다.

전염병이 유행할 때는 건강한 식습관 유지를 기본 전제로 하여, 각자의 상황이나 환자의 병세에 맞춰 적절한 영양소를 보충해야 한다. 기본적인 원칙은 다음과 같다.

① 충분한 열량, 다양한 영양, 고단백을 섭취하라. 매일 충분한 열량을 섭취하고 다양한 음식에서 영양소를 보충하며 달걀, 생선, 닭고기 등 양질의 단백질이 풍부한 식품의 섭취를 적절히 늘린다.

② 각종 채소, 특히 녹색 잎채소와 버섯을 많이 섭취한다.
③ 오렌지, 블루베리, 키위 등 비타민 C와 항산화 물질이 풍부한 과일을 많이 섭취한다.
④ 되도록 싱겁게 먹고 튀김과 가공식품 섭취를 줄인다.
⑤ 오메가3 불포화 지방산이 풍부한 식품 섭취를 늘리고 오메가6 불포화 지방산이 풍부한 식품 섭취를 줄인다(자세한 내용은 이 책 6장 참고).
⑥ 차나 물을 많이 마시고 가당 음료 섭취를 줄인다.
⑦ 비타민 C, 비타민 D, 아연, 오메가3 불포화 지방산, 프로바이오틱스 등 특정 비타민과 미량 원소 등을 적절히 보충한다.

건강 Q&A

Q1 면역력이 떨어졌다는 신호나 징조는?

병에 자주 걸리거나 만성 피로에 시달리고 해결이 안 되는 건강 문제를 겪고 있다면 면역 체계가 약해졌다는 뜻일 수 있다. 면역 기능의 저하를 보여주는 예는 다음과 같다.

☑ **감기에 자주 걸린다.**
성인이 해마다 2~3차례 감기에 걸리는 것은 극히 정상이며, 대부분 7~10일 안에 건강을 회복한다. 그러나 감기에 자주 걸리고, 여러 번 걸리고, 다 나을 때까지 시간이 오래 걸린다면 면역 체계가 약해졌다는 뜻이다.

☑ **자주 감염된다.**
대표적인 예는 다음과 같으며, 이는 면역 체계가 보내는 위험 신호다.

- 1년에 4번 이상 중이염에 걸린다.
- 1년에 2번 폐렴에 걸린다.
- 1년에 3번 이상 세균성 부비동염(축농증)에 걸린다.
- 매년 2차례 이상의 치료 주기가 필요한 항생제를 사용해야 한다.

☑ **상처가 낫는 데 오래 걸린다.**
상처의 치유 속도는 건강한 면역 세포에 달려 있다. 면역 체계의 반응이 느리면 피부가 재생되지 않아 상처가 잘 안 낫는다.

☑ **위장이 안 좋다.**
배탈, 더부룩함, 식욕 감퇴, 메스꺼움, 변비 등의 증상이 자주 나타난다면 면역 체계가 망가졌다는 뜻이다. 이는 장내 세균총 불균형과 관련이 있을 수 있다. 장내 유익균은 세균 감염을 막고 면역 체계를 지원한다. 그런데 이처럼 장내 환경에 유익한 세균이 줄어들면 장내 감염, 만성 염증이 발생할 수 있다.

☑ **오랫동안 스트레스를 받았다.**
큰 프로젝트를 맡거나 정서적 문제에 시달리다가 병이 나는 경우가 종종 있다. 이는 스트레스를 받으면 림프구(감염에 맞서는 데 도움이 되는 백혈구)가 줄어들기 때문이다. 림프구 수치가 낮을수록 감기를 비롯한 바이러스 감염에 취약해진다.

☑ **만성 피로에 시달린다.**
충분히 잤는데도 피곤하다면 면역 체계가 보내는 경고로 봐야 한다.

Q2 면역력을 높이는 방법은?

면역력을 지키고 높이려면 건강한 생활과 청결이 우선되어야 한

❶ 음식으로 면역력을 키운다

다. 구체적으로 다음과 같은 방법이 있다.

- 균형 잡힌 식습관
- 충분한 수면
- 규칙적인 운동
- 개인위생 관리
- 필수 예방 접종 완료
- 적정 체중 유지
- 금연
- 스트레스 관리

면역 체계는 건강 유지에 중추적인 역할을 하므로 면역 체계를 보호하는 것이 곧 건강을 지키는 길이다. 자신의 직감에 귀 기울이는 전문가가 되자.

1장 핵심 내용

1 인체 표면의 피부, 외부와 연결된 통로(호흡기, 소화기 등)에 붙은 점막은 외부 병원체의 침입을 막는 중요한 장벽이자 인체 면역 체계의 1차 방어선(자연 면역의 주요 구성 요소)이다.

2 병원체가 인체 세포에 침입해 일으키는 염증 반응은 면역 체계의 방어 기제이면서도 감염성 질병 발병의 토대가 된다.

3 염증 반응의 경중은 환자의 병세와 회복에 직접적인 영향을 미친다. 염증 반응은 대개 체내 '염증 유발 물질'과 '항염 물질', 이 둘에 의해 조절된다. 이런 물질의 생성과 체내에서의 전환은 음식의 영향을 받는다.

4 합리적인 식습관으로 체내 염증 제거 인자·물질(오메가3 불포화 지방산, 항산화 물질 등)의 생성을 늘리고 염증 유발 인자·물질의 발생원(오메가6 불포화 지방산, 자유 라디칼 산화물, 내독소 등)을 줄여 염증 반응을 억제할 수 있다.

② 염증은 만병의 근원이다

: 상초열의 재해석

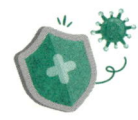

입가에 부스럼이 생기거나 입안이 허는 '상초열'을 겪으면서도 이를 대수롭지 않게 여기는 사람이 많다. 겉으로는 가벼운 증상처럼 보이지만, 그 이면에는 더 큰 문제가 숨어 있을 수 있다.

상초열은 몸속에 염증이 있다는 신호다. 미국 국립보건원(NIH)의 최신 연구에 따르면, 염증이 오래 지속되면 암·뇌졸중·관상 동맥 질환·당뇨병·알츠하이머병 등 다양한 질환이 생길 수 있다고 한다(〈그림 2-1〉 참조).

왜 상초열에 시달리는 걸까

하버드대학교 의학전문대학원 강의실에서든 중국의학 학술회의에서든 상초열에 관한 질문을 자주 받는다. 상초열은 과학적 근거가 있을까? 과학적 설명이 없다면, 왜 구강 궤양·인후통·피부 건조·얼굴 여드름·치질·변비와 같은 증상에 시달리는 사람이 적지 않을까? 근거가 있다면, 그 정확한 원인은 무엇일까? 상초열은 이름에서 중국인에게 주로 생기는 질환처럼 들리지

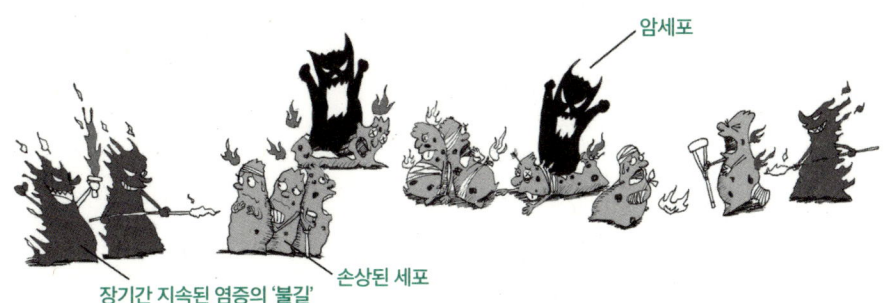

<그림 2-1> 염증의 '불길'에 힘을 얻는 암세포

만, 중국인만 겪는 것은 아니다. 이러한 증상은 다른 나라 사람에게서도 흔히 볼 수 있다. 상초열이라는 말은 여러 병증을 포괄적으로 표현하는 중국 전통 의학(중의학)의 용어다. 그래서 현대 서양 의학에서 이에 정확히 대응하는 개념을 찾기는 어렵다. 그렇다고 동서양 의학의 관점이 서로 대립하는 것은 아니다. 오히려 상통하는 지점이 많다. 현대 의학에서 보면, 중의학에서 말하는 상초열과 서양 의학에서 말하는 염증은 밀접한 관계가 있다.

글자를 살펴보면, 염증의 '염(炎)' 자는 불이 겹쳐 있는 모양이다. 영어 inflammation(염증)의 동사형인 inflame(불타다)은 본래 '불타다'를 뜻하고, 그 어원인 flame(불꽃)은 말 그대로 불꽃을 의미한다. 염증과 상초열이 모두 '불'의 이미지를 바탕에 두고 있다.

상초열의 직접적인 원인은 과다한 자유 라디칼이다. 염증은 자유 라디칼이 급격히 많아질 때 흔히 나타나는 현상이다. 이 점을 고려하면 염증은 상초열을 일으키는 중요한 요인이라고 볼 수 있다.

상초열의 주요 증상은 궤양·종기·수포다. 피부가 붉어지고 붓고 열이 나며 통증이 동반된다. 이는 서양 의학의 '아버지' 히포크라테스가 염증을 정의하며 제시한 '발적·작열·통증·부종'과도 일치한다. 염증은 인체가 스스로를 지키기 위해 일으키는 방어 반응이다. 외부에서 병원체가 침입하거나 체내에서 유해 물질이 생기면 면역 체계가 이를 감지한다. 그러면 면역 세포가 문제 부위로 이동해 이 '불청객'을 제거하려 한다. 이 과정에서 '붓고 붉어지며 열이 나고 아픈' 염증 증상이 나타난다.

가장 중요한 점은 상초열과 염증이 같은 원인에서 비롯된다는 것이다. 각종 세균과 바이러스의 침입, 체내 독소의 과다 축적, 자유 라디칼 함유 식품의 과다 섭취로 유기체의 기본 구성단위인 세포가 손상되면 상초열과 염증이 함께 발생한다.

보이지 않지만 치명적인 상처, '내상'

모든 일에는 원인이 있다. 병이 생기는 것도 예외가 아니다. 질병의 뿌리를 더 들여다보면, 눈에 보이지 않는 세포와 DNA

분자(유전자 전달 물질)가 질병 유발 인자에 의해 손상되는 것이 1차 원인이다. 즉, 보이지 않는 상처인 '내상'이 생긴 것이다. 세포 자체는 멀쩡해도 이를 둘러싼 미세 환경이 교란되거나 균형을 잃으면 역시 내상을 입은 것과 같다. 칼에 베이거나 부딪혀 생기는 '외상'보다 세포와 DNA 분자가 입는 내상은 훨씬 은밀하고 치명적이다.

그러나 인체의 면역 체계는 매우 정교하다. 면역 체계는 잘 짜인 '방호망'처럼 작동해, 작은 손상도 감지하면 즉시 경보를 울린다. 그러면 치료와 방어를 맡은 세포(백혈구 등)가 '경찰'처럼 신속히 출동해 질병 유발 인자와 손상된 세포를 제거한다. 이 과정이 염증 반응이다.

면역 경찰이 질병 유발 인자를 곧바로 제압해 상황을 빠르게 정리하면 염증도 금세 가라앉고 몸은 곧 안정을 되찾는다. 그러나 대치 국면이 길어지면 염증은 급성에서 만성으로 바뀌고, 이는 인체에 해로운 변화를 일으킨다.

만성 염증이 일으키는 무서운 질병들

만성 염증

사실 염증은 정도의 차이만 있을 뿐 모든 사람의 몸에 존재한다. 인체 곳곳에서 수시로 염증 반응이 생기지만 염증 반응 중 일부는 아직 병증으로 진행되지 않아 느껴지지 않는다. 또 일부는 관절염·기관지염·신장염·폐렴·인후염처럼 외부로 드러날 뿐이다.

염증의 경중은 원인에 따라 달라지며 그중 자유 라디칼은 염증과 밀접한 관련이 있다. 자유 라디칼이 과다하면 염증 반응이 심해지고 염증은 다시 많은 자유 라디칼을 만든다. 이처럼 염증과 자유 라디칼은 서로를 강화하며 악순환을 만든다.

염증은 인체를 지키기 위한 방어 반응이다. 염증이 전혀 일어나지 않는다는 것은 곧 면역력을 잃었다는 뜻이다. 즉, 에이즈 환자처럼 외부 세균과 바이러스에 저항하지 못해 감염되거나 사망에 이를 수도 있다.

그러나 염증이 오랫동안 지속되면 상황은 달라진다. 공격해야 할 때 공격하지 않으면 면역 결핍이 생기고, 멈춰야 할 때 멈추지 못하면 만성 염증이 발생한다. 여기서 주목할 부분은 급성 염증이 일으킨 만성 염증이 아니라 저강도 전신 만성 염증이다. 저강도 전신 만성 염증은 세포의 내상이나 대사 장애에서 비롯되며 자각 증상이 없어 알아채기 어렵다. 그래서 건강에 큰 위협이 된다. 여러 연구에 따르면 저강도 만성 염증은 현대인의 주요 만성 질환의 공통된 원인으로 밝혀졌다.

오래 지속되는 만성 염증(저강도 전신 염증 포함)은 세포와 조직을 계속 손상시키고 일부 병리적 유전자의 발현을 유도해 관절염·신장염·폐렴·암·뇌졸중·관상 동맥 질환·당뇨병·알츠하이머병 등 다양한 질환을 일으킨다(〈그림 2-2〉 참조). 그래서 만성 염증은 여러 치명적 질환의 원흉으로 여겨진다.

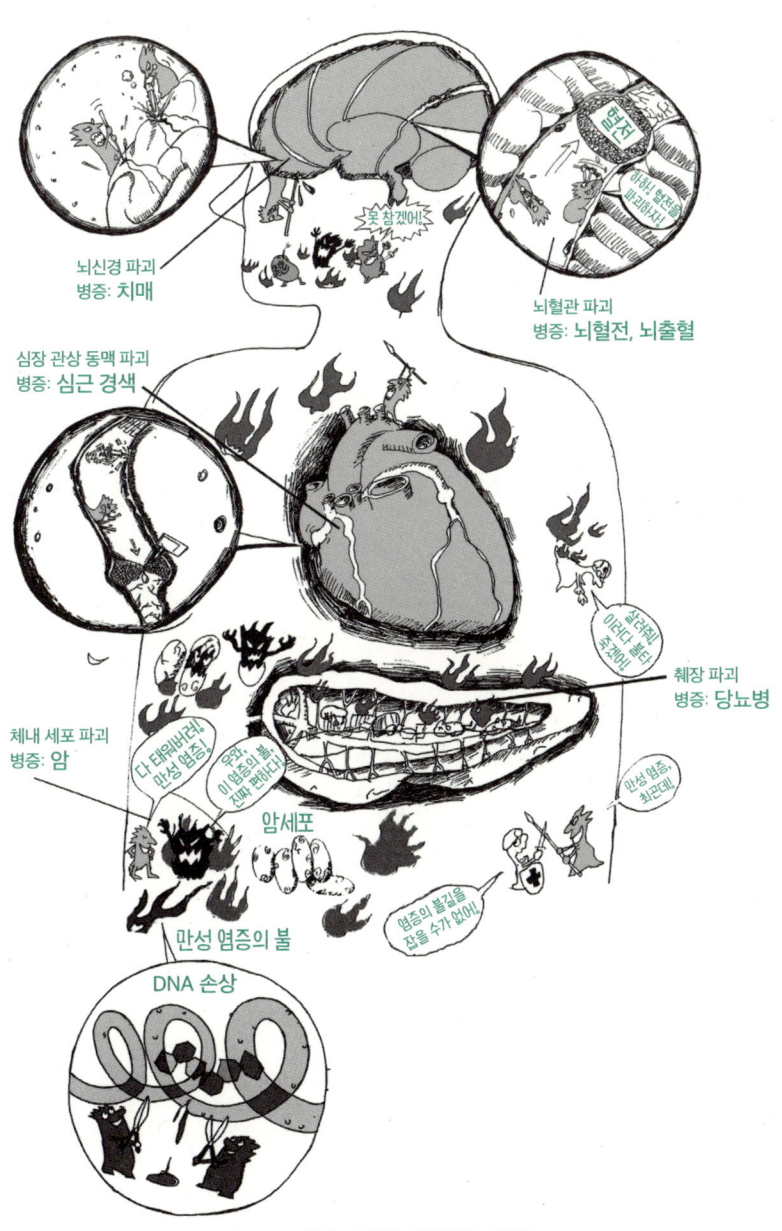

<그림 2-2> 각종 질병을 유발하는 염증

❷ 염증은 만병의 근원이다

류의 건강을 위협하는 치명적인 상처 중 첫 번째로 손꼽히는 '살수'가 바로 관상 동맥 질환이다. 관상 동맥 질환 역시 만성 염증에서 원인을 찾을 수 있다. 인체가 정밀한 기계라면 심장은 그 엔진이다. 엔진이 움직일 때마다 각 부품의 정상 운행에 필요한 동력이 제공된다. 그리고 심장의 동력은 심장과 긴밀하게 연결된 관상 동맥에서 나온다.

그런데 이 혈관은 매우 약하다. 특히 혈관 내막은 내상에 취약하다. 이 부위가 질병 유발 인자에 의해 손상되면, 매끄럽고 평평하던 표면은 오래 방치된 나무 바닥처럼 들뜨고 갈라진다. 이 나무 바닥을 제때 수리하지 않으면 상황이 악화되듯, 혈관 내막의 손상도 염증의 악순환을 일으켜 결국 만성 염증으로 진행된다.

혈관 내막이 들뜨고 틈이 벌어지면, 혈액 속 유해 물질['나쁜 콜레스테롤'이라고 불리는 저밀도 지단백(LDL) 콜레스테롤 등]이 그 틈에 쌓여 혈전을 형성한다. 그러면 혈액의 흐름이 방해받는다. 만성 염증이 계속되면 혈관은 점차 딱딱해지고 약해지며 좁아진다. 그 결과, 시간이 지날수록 혈류 속도도 느려져 심장에 양분을 공급하는 혈액이 부족해지면서 인체의 '엔진'인 심장이 얻는 동력도 줄어들어 정상적으로 작동하기 어려워진다.

그러다 어느 날, 혈전이 혈액이 흐르는 길을 완전히 막으면 심장은 즉시 동력을 잃는다. 이것이 심근 경색이다. 이 과정은 잠복 심장병이 협심증으로 진행되고, 다시 심근 경색과 심근 경화로 이어지는 과정으로 설명할 수 있다.

더 위험한 점은 심근 경색이 부정맥을 유발할 수 있다는 것이다. 부정맥은 돌연사를 일으킬 수 있어 위험하다. 비슷한 상황이 뇌혈관에서 발생하면, 뇌로 가는 피가 부족해지거나 약한 혈관이 터져 뇌출혈·뇌졸중이 발생할 수 있다.

암, 알츠하이머병, 당뇨병도 마찬가지다. 세포나 DNA 분자가 내상을 입으면, 면역 경찰이 과도하게 반응해 '전투'를 지지부진하게 이어가고(염증 지속 상태), 이 과정에서 이러한 질환이 생길 수 있다.

인체 세포 속 DNA 분자가 염증, 독소, 방사선 등 질병 유발 인자로 인해 손상되면 새로운 내상과 염증이 반복된다. 그 결과 만성 염증이 지속되고, 손상된 세포는 강한 증식력을 보이는 암세포로 변해 결국 암이 발생한다.

대뇌에서 신경 세포가 질병 유발 인자의 공격으로 손상됐다가 원상태로 회복하지 못하면서 만성 염증이 생긴다. 이 염증은 신경 세포의 구조를 지속적으로 파괴해 제 기능을 하지 못하게 만들고, 기억력과 지능 저하를 일으킨다.

췌장 속 도세포가 오랫동안 염증이나 손상에 노출되면 정상적으로 자라지 못하거나 일찍 괴사해 췌장이 인슐린을 분비할 수 없게 된다. 그러면 혈당 조절 능력이 떨어져 1형 당뇨병이 발생한다. 또 근육과 지방 조직이 염증 인자의 자극을 지속적으로 받

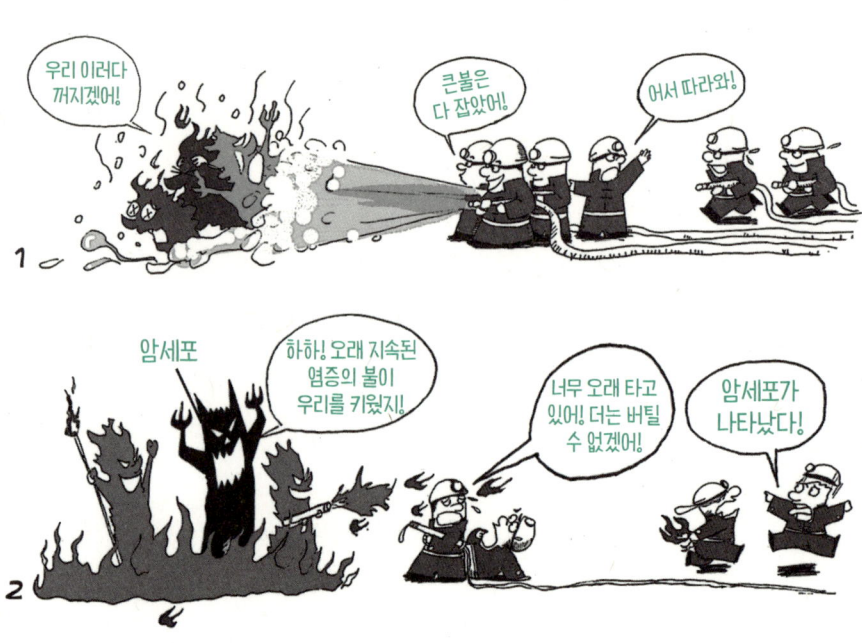

<그림 2-3> 장기 염증이 일으키는 암

으면 조직 세포가 인슐린에 반응하는 능력이 저하되거나 사라져 2형 당뇨병이 발생한다.

정리하자면, 암(〈그림 2-3〉)부터 뇌졸중·관상 동맥 질환·당뇨병·알츠하이머병에 이르기까지 수많은 질환은 염증의 '자식'이라 할 수 있다. 무서운 것은 염증 자체가 아니라, 염증이 일으키는 이 치명적인 질병들이다. 몸이 보내는 경고를 놓치지 않고 제때 대응한다면 이러한 질환을 충분히 피할 수 있다.

만성 염증을 피하는 법

손상된 곳에는 거의 언제나 염증이 있고, 염증이 생긴 곳에는 정도와 지속 시간의 차이만 있을 뿐 내상도 존재한다. 염증과 내상이 섞여 오래 지속되면 많은 질병이 생기고 악화된다. 따라서 병을 예방하고 치료하려면 내상을 막고 염증 반응을 억제해야 한다.

구체적으로 어떻게 해야 할까. 먼저 염증을 유발하는 세균·바이러스·독소 등 질병 유발 인자의 인체 유입을 막아 내상이 생기지 않게 해야 한다. 또한 건강한 생활 습관과 식습관을 통해 체질을 개선해 면역 경찰이 공격할 때 공격하고 물러날 때 물러나게 만들어 염증 반응이 속전속결로 끝나도록 해야 한다. 더불어 염증 반응과 관련된 영양 물질의 체내 함량과 대사를 조절해 만성 염증이 생기고 지속되는 요소를 없애야 한다.

앞서 말한 방법들은 대부분 서로 연관돼 있다. 질병 유발 인자와의 접촉을 줄이면 내상도 줄고, 염증 반응의 '진퇴' 또한 일사불란해진다. 면역 체계가 정상적으로 작동하면 질병 유발 인자에 대한 공격도 속전속결로 끝나고 내상은 빠르게 치유된다. 내상이 사라지면 세포가 건강해져 질병을 겁낼 필요가 없어진다.

질병 유발 인자를 줄이고 염증을 조절하는 열쇠는 바로 '입'이다. '병'도 입을 통해 체내로 들어오고, 염증 반응을 줄이고 면역 경찰의 진퇴를 조절하는 물질도 입을 통해 유입된다.

건강 가이드

염증에서 멀어지려면 어떻게 해야 할까?

염증(특히 저강도 만성 염증)을 유발하는 요소는 매우 많다. 세균, 바이러스 등 병원 미생물 감염을 피하는 것 외에, 다음 몇 가지 사항을 유의하면 만성 염증의 발생 위험을 크게 줄일 수 있다.

☑ **금연**
흡연은 폐와 기관지에 대량의 자유 라디칼을 생성한다. 따라서 금연은 염증 발생을 억제하는 데 도움이 된다.

☑ **음식**
신선한 과일과 채소 등을 많이 섭취하면 항산화 물질이 많아지고 자유 라디칼에 대항할 수 있어 염증의 진행을 억제할 수 있다. 또한 염증 발생을 촉진하는 포화 지방산, 트랜스 지방산, 오메가6 불포화 지방산 섭취를 줄여야 한다. 반면, 항염 작용을 하는 오메가3 불포화 지방산 섭취를 늘린다. 염증 발생에 간접적인 영향을 미치는 고열량 식품(특히 당 함량이 높은 식품) 섭취를 줄인다. 지방이 많으면(비만) 염증이 생기기 쉽다. 식이 섬유 섭취를 늘려 장내 세균총 교란을 막아 염증 발생 위험을 줄인다.

기름에 지지거나 튀기거나 구운 식품은 염증 유발 물질인 자유 라디칼이나 과산화물이 풍부하므로 섭취를 줄인다. 과도한 알코올은 내상을 입혀 염증을 유발하므로 지나친 음주는 삼간다(오메가3 불포화 지방산, 항산화 물질, 식이 섬유에 관해서는 이 책의 해당 내용 관련 장을 참고하기 바람).

☑ 운동

적절한 운동은 면역력을 조절하므로 영양과 운동은 항상 연관돼 있으며 상부상조한다(운동에 관한 자세한 내용은 8장 '건강 Q&A'의 Q1 참고).

☑ 수면

불면증이나 수면 부족 상태가 오래 지속되면 호르몬 분비 및 대사에 장애가 발생해 자유 라디칼과 염증 인자가 생성된다. 따라서 면역력을 높이고 만성 염증 위험을 줄이려면 양질의 수면을 충분히 취해야 한다.

☑ 스트레스

지속적인 정신적 긴장, 과도한 스트레스, 정서적 불안정도 체내 자유 라디칼과 염증 인자 생성에 영향을 미친다. 따라서 편안한 마음을 유지하는 것도 염증 발생을 막는 데 도움이 된다.

☑ 독성 화학 물질과 방사성 물질

이러한 물질은 피부나 체내 세포에 손상을 일으켜 염증을 유발하므로 독성 화학 물질과 방사성 물질에 노출되지 않도록 주의한다.

☑ 약 복용

염증을 예방하기 위해 약을 복용할 수도 있다. 예전에는 아스피린을 소염제로만 여겨 병이 났을 때만 복용했으나 지금은 의사들이 노인이나, 심장병을 앓았거나 심장병 발병 위험이 큰 사람에게 소량의 아스피린 복용을 권한다. 다만 아스피린 과다 복용은 위장 장애, 위궤양, 위출혈 또는 간과 신장 문제를 일으킬 수 있으므로 주의한다.

소염 작용을 하는 약(항생제 등)은 박테리아에 감염된 상황에서만 사용해야 하며, 남용해서는 안 된다.

건강 Q&A

Q1 냉차가 상초열을 다스리는 원리는?

대량의 자유 라디칼은 상초열 발생에 직접적으로 관여한다. 그런데 냉차(冷茶: 몸의 열을 식히는 여러 가지 약재를 넣고 끓인 후 차게 해서 마시는 차를 통칭함―옮긴이)에 함유된 여러 약재는 자유 라디칼을 중화하는 항산화 물질이 풍부해 과도한 자유 라디칼을 없애기 때문에 상초열을 줄이는 작용을 한다.

Q2 상초열을 일으키는 요소는?

상초열을 일으키는 대표적인 요소로는 다음과 같은 것이 있다.

- 박테리아
- 바이러스
- 자유 라디칼(전하를 띤 이온)
- 독소
- 체내의 일부 대사산물(요산, 요소 등)
- 방사성 동위 원소 등 방사성 물질, 엑스선, 자외선
- 알코올(술 등)
- 니코틴(담배 등)

❷ 염증은 만병의 근원이다

Q3 항생제는 '염증을 잡고 상초열을 내리는' 데 필수적일까?

일반적으로 소염제는 살균과 염증 반응 억제, 이 2가지 경로로 소염 작용을 한다. 그중 살균을 통해 소염 작용을 하는 약물이 페니실린계 항생 물질인 아목시실린과 같은 항생제다. 항생제는 근본적인 문제를 해결함으로써 표면적인 문제를 해결한다. 아스피린 등 비스테로이드성 약물은 '염증 반응 억제'를 통해 소염 작용을 한다. 질병을 일으킨 세균은 죽일 수 없어 표면적인 문제만 해결하고 근본적인 문제는 해결하지 못한다. 다만 세균이나 바이러스가 일으킨 염증이 아닌 경우에는 항생제로 소염 효과를 기대하면 안 된다는 사실에 유의해야 한다.

Q4 감기에 걸려도 상초열이 발생하는데, 항생제를 꼭 써야 할까?

이는 상황에 따라 다르다. 감기는 바이러스로 인한 것인데 항생제(페니실린 등)는 세균성 질환에만 효과적이고 바이러스에는 효과가 없기 때문이다. 따라서 감기에 걸렸다고 항생제만 복용해 봐야 감기 증상이 완화되지도 않거니와 세균의 약물 내성만 세져 세균의 인체 침입에 꽃길을 깔아주는 것이나 다름없다. 다만 감기가 기관지염, 폐렴 등 세균으로 인한 염증을 일으켰다면 항생제를 사용한다.

Q5 항생제를 자주 복용해도 될까?

매우 위험한 생각이다. 항생제는 신중하게 복용해야 한다. 항생제를 복용할 때는 반드시 복용 기간을 지켜야 하며(의사의 지시에 따를 것) 중도에 임의로 양을 줄이거나 복용을 중단해서는 안 된다. 그러지 않으면 세균을 완전히 죽일 수 없으며 일부 살아남은 세균이 약물에 내성을 갖게 된다.

물론 복용 기간이 너무 길어서도 안 된다. 완쾌한 이후에는 약이 남았더라도 계속 복용하지 않는다. 항생제를 상비약처럼 취급하면 약물에 내성이 생길 수 있다. 그렇게 되면 정말로 세균에 감염됐을 때 치료하기 어렵다.

2장 핵심 내용

1 중의학의 상초열과 서양 의학의 '염증'은 대립하는 개념이 아니며 서로 밀접한 관계가 있다.

2 보이지 않고 느낄 수 없는 내상이 상초열과 염증을 일으키는 원흉이며 인류를 괴롭히는 수많은 질병 사슬의 첫 번째 고리다.

3 끈질기게 지속되는 만성 염증은 관절염·신장염·폐렴·인후염 등 흔한 질병은 물론이고 암·뇌졸중·관상 동맥 질환·당뇨병 및 알츠하이머병 등 수많은 현대병을 일으키는 원인 중 하나다.

③
'병은 입으로 들어온다'는 말의 의미는?

: 음식으로 생기는 병에 대하여

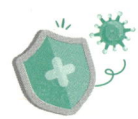

 우리가 먹은 음식은 체내 장기의 화학 성분에 영향을 미치는데, 이런 화학 성분은 우리의 유전자와 '교류'한다. 이들이 자연스럽게 '협력'해야 건강을 유지할 수 있다.

 만약 좋지 않은 음식을 먹거나 잘못된 방식으로 먹어서 섭취 영양소가 불균형해져 우리의 유전자가 필요로 하는 영양소를 충분히 공급하지 못한다면, 유전자도 제 역할을 다할 수 없다. 그러면 세포와 장기 기능이 불완전해지고 면역력과 염증 조절에 불리한 상황이 나타나 만성 염증이 생기고 일부 질병의 발병 위

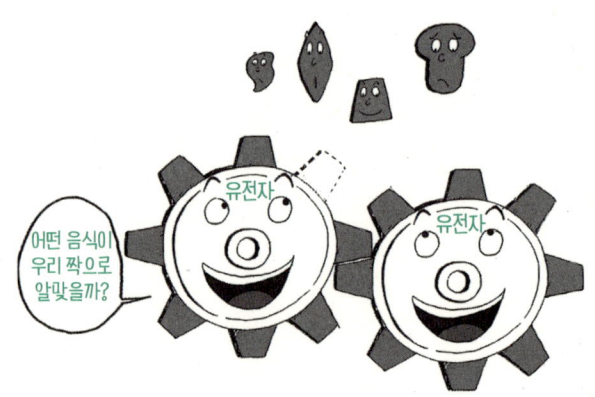

<그림 3-1> 유전자에 의해 결정된 '섭취해야 할 음식'

힘이 커져 결국 암·뇌졸중·관상 동맥 질환·당뇨병·알츠하이머병 등이 발생하게 된다.

즉, 유전자에 의해 우리가 먹어야 할 음식이 이미 결정되었다는 뜻이다(〈그림 3-1〉 참조).

영양소 섭취가 불균형해진 원인

영양소 섭취가 불균형해진 이유는 2가지를 꼽을 수 있다. 하나, 전반적인 외부 환경이 변했다. 식품 자체의 영양 성분이 달라졌다. 같은 생선일지라도 그 안에 들어 있는 영양 성분이 과거와 다르다. 가장 눈에 띄는 변화는 오메가3 불포화 지방산 함량이 줄고 오염물이 늘었다는 사실이다. 이는 외부 환경의 변화로 인한 것이다. 둘, 개인의 생활 습관이 변했다.

전반적인 외부 환경의 변화

왜 외부 환경이 전반적으로 변했다고 하는 걸까? 이는 다음의 3가지 부분에서 잘 드러난다.

농작물에 생긴 변화

농업이 상업화되고 산업이 발전하기 전에는 자연 그대로의 유기농법으로 채소, 곡식 등 농작물이 재배됐다. 그러나 지난 수십 년 동안 농작물의 경작 수단은 크게 변했다. 화학 비료로 토양을 개량하고 농약을 뿌려 생산량을 확보하며 비닐하우스를 만들어 온도를 조절하는 등 인위적인 수단이 도입됐다.

토양의 토질이 비료로 인해 바뀌는 사이 재배되는 농작물도 농약을 뒤집어쓰게 되었다. 생장 온도와 환경이 바뀌면서 그 안에서 자란 농작물의 성분에도 변화가 생겼고 심지어 화학 비료와 농약 등도 먹이 사슬 안으로 들어왔다.

육류에 생긴 변화

과거에는 가축을 대자연 속에 풀어놓고 길렀다. 가축은 곤충, 지렁이, 풀 등 자연 상태 그대로의 먹이를 섭취했다. 그러나 현대 들어 축사 사육이 도입되면서 가축들은 활동의 자유가 제한된 축사, 케이지에 갇혀 투실투실 살이 찌기만 기다리는 신세가 되었다. 먹이도 가공된 미세 사료, 특히 옥수수 위주의 곡물 사료로 바뀌었다. 게다가 일부 사육업자는 가축의 살코기를 늘리고 사육 기간을 줄이기 위해 사료 안에 호르몬제까지 넣는다.

이렇게 생산된 육류(가축, 생선, 알류, 유제품 등)의 성분이 과거와 다른 것은 당연하다. 오메가3 불포화 지방산 등 꼭 필요한 영양 성분은 줄어든 데 반해, 오메가6 불포화 지방산 등은 넘쳐나고 있다.

가공식품의 출현

가공식품은 현대인의 불균형하고 잘못된 음식 섭취를 조장하는 주요 원인 중 하나다. 식품 가공업의 눈부신 발전은 편의와 충분한 열량, 미각의 즐거움을 선사했지만 영양과 건강을 외면했다. 가공 과정에서 식품의 맛과 안정성을 확보하기 위해 수많은 영양 성분을 바꾸고 갖가지 화학 성분을 첨가했다.

예를 들어 불안정하고 쉽게 산화되는 오메가3 불포화 지방산은 가공 도중 파괴되거나 따로 추출되었다. 비타민 A와 비타민 C는 고온에서 쉽게 파괴되는 탓에 이 역시 가공 도중 파괴되었다. 식이 섬유라고 사정이 다르지 않다. 오늘날의 수많은 음식(케이크, 과자, 빵 등)은 입에 넣자마자 사르르 녹을 정도로 식감이 부드럽다. 이를 위해 식이 섬유와 '거친' 성분들은 모두 제거되었다.

이뿐만이 아니다. 지방류, 염분, 당 함량이 전반적으로 늘었으며 방부제, 색소, 향료 등 각종 제제의 사용도 빈번하다. 이런데도 우리가 섭취하는 식품의 영양 성분이 과거와 같을 수 있을까?

개인의 생활 습관

개인의 식품 선택 및 식습관도 잘못된 음식 섭취를 불러온 원인이다. 젊은 층은 패스트푸드, 가공식품(라면, 과자, 크림, 소시지 등), 육류를 즐기고 잡곡, 채소 등은 꺼린다. 그래서 우리가 섭취하는 음식에 변화가 생기고 영양이 불균형해졌다.

이런 변화는 '3가지 결핍'과 '3가지 과잉'을 불러왔다. 즉 식이 섬유, 항산화 물질, 오메가3 불포화 지방산은 부족하고 산화물, 당, 오메가6 불포화 지방산은 심각한 과잉 상태다. 더 중요한 점은 우리의 유전자가 이런 변화에 적응하지 못한다는 사실이다.

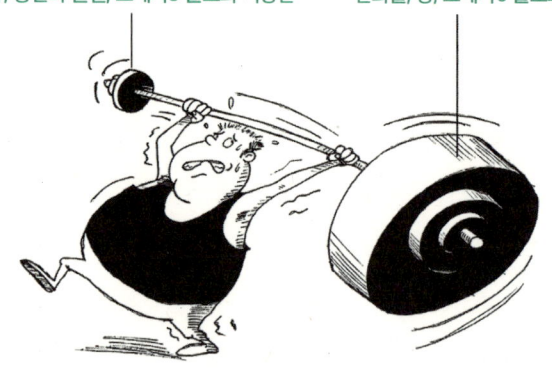

<그림 3-2> '3가지 결핍'과 '3가지 과잉'

섭취할 음식은 유전자가 결정한다

유전자는 유전 정보를 가지고 있는 DNA 분자다. 인류 유전자가 탄생했기 때문에 인류라는 종이 지구상에서 생존하고 번식할 수 있었고, 인류의 문명이 생겨나고 발전하고 이어질 수 있었다. 그러나 최초의 생명체인 원시 생명(단세포)부터 가장 고등한 생명체인 인류까지, '뜬금없이' 생겨난 것은 없다. 모든 생명체의 탄생은 환경이 결정했고, 기나긴 과정을 거쳐 완성되었다. 이 과정에서 음식은 유전자 형성에 결정적 영향을 미친 환경적 요소였다.

인류의 일부 유전자는 당시 섭취한 식품에 함유된 영양소의 성분과 함량에 의해 만들어졌다. 이후로도 유전자가 최적의 상태에서 제 기능을 발휘하려면 체내에 유입되는 영양의 성분과 함량이 당시와 같아야만 했다. 그러니까 유전자가 우리가 먹을 음식을 결정한다고 보는 시각이 어느 정도 일리가 있다.

최초의 인류가 섭취한 음식을 구체적으로 밝히기는 어려울지 몰라도 그들이 자연에서 나고 자랐으며 성분상의 변화가 거의 없는 음식을 섭취했음은 알 수 있다. 그러나 현대 들어 단 100여 년 만에 발생한 놀라운 변화로 인해 음식에 함유된 영양소 중 일부는 크게 늘고 일부는 크게 줄었다.

인류의 시간에 겨우 점으로 찍힐 지난 100여 년 동안 인류의 유전자는 전혀 변하지 않았다. 유전자는 그대로인데 섭취하는 음식만 달라졌다는 말이다. 결국 이에 적응하지 못한 유전자로

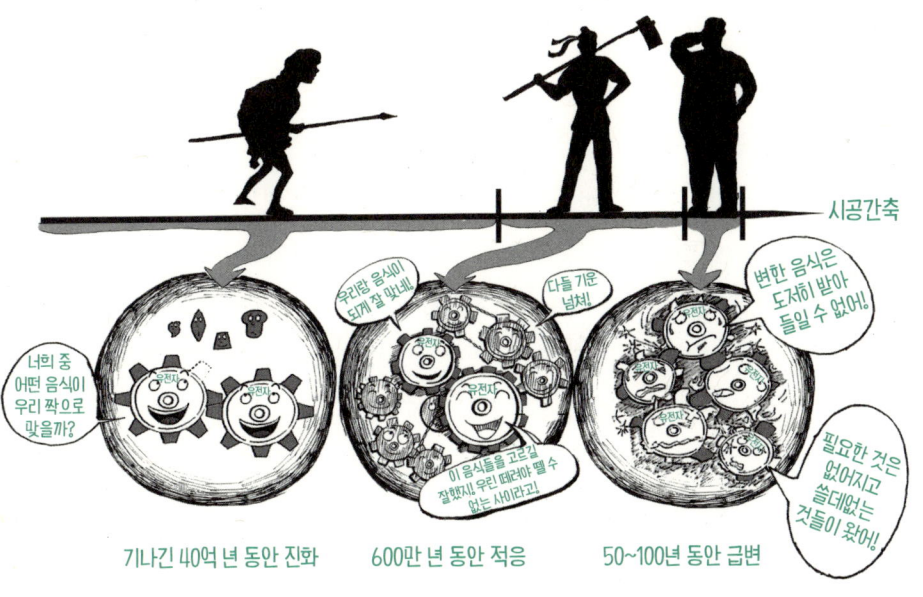

<그림 3-3> 식품 성분의 변화와 인류 유전자의 부조화

❸ '병은 입으로 들어온다'는 말의 의미는?

인해 체내 미세 환경이 불균형해졌고, 내상과 염증이 끊이지 않고 기능이 불완전해졌으며, 질병 발병률도 점점 높아졌다.

현대 만성 질환 발병률을 높이는 중대 요인

섭취한 영양소가 유전자의 정상적 기능에 필요한 영양소와 맞지 않아 현대 만성 질환이 크게 늘었다.

통계에 따르면, 최근 30년 동안 암 발병률이 무시무시한 속도로 증가해 현대인의 주요 사망 원인이 되었다. 음식이 맛있어지고 먹기 편해졌는데 왜 쉽게 병에 걸릴까? 이는 체내로 들어간 음식이 몸속 장기의 화학 성분에 영향을 미치고 더 나아가 유전자에 영향을 미치는데, 이들의 원만한 협력 및 적응 여부가 건강 상태를 좌우하기 때문이다.

자동차 엔진과 휘발유를 예로 들어보자. 엔진은 휘발유를 연소하도록 설계되었다. 오직 순수한 휘발유를 주유했을 때만 엔진이 가장 덜 손상되는 최적의 상태를 유지할 수 있다. 그러나 이물질(물 등)이 섞인 휘발유, 심지어 휘발유 차에 경유를 주입하면 자동차의 운행 속도에도 영향이 가고 배기가스 배출량도 늘어난다. 자동차가 파손되거나 고장 날 가능성이 커지고 교통사고를 유발해 폐차해야 할 수도 있다.

자동차를 예로 들면 쉽게 이해하면서 그 상황에 '사람'을 대입하면 고개를 갸웃거리는 사람이 많다. 그러면서 유전자가 식별

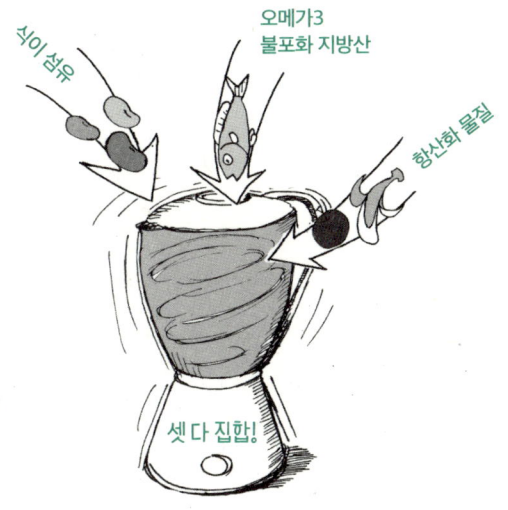

<그림 3-4> 1일 3합

할 수 없거나 처리할 수 없는 음식을 날마다 몸속에 집어넣고는 건강하게 장수하기를 바란다. 어처구니없는 생각이다. 유전자가 적응할 수 있는 것은 긴 시간에 걸쳐 만들어진 음식이지, 자고 일어나면 성분이 바뀌는 요즘의 음식이 아니다.

우리 몸의 유전자가 적응할 수 없는 상태로 음식을 바꿔버리면 유전자는 제 기능을 다할 수 없다. 그런 상황이 지속되면 다음과 같은 문제가 생긴다.

☑ 인체의 각 계통에서 기능 장애가 발생하고 체내 미세 환경이 불균형해지며 면역력에 이상이 발생해, 쉽게 병에 걸리는 체질이 된다.

❸ '병은 입으로 들어온다'는 말의 의미는?

- ☑ 질병 유발 인자가 많이 생산되어 질병에 취약해짐으로써 세포 내상과 DNA 분자 파괴를 초래한다.
- ☑ 손상과 불균형이 누적되다가 어느 시점에 이르면 기관에 병변이 생겨 암·뇌졸중·관상 동맥 질환·당뇨병·알츠하이머병 등 여러 질병에 걸린다.

사실 모든 사람의 유전자는 대동소이하다. 원시인이든 현대인이든 유전자에 의해 100년 안팎의 삶을 살다 간다. 100세를 넘기느냐 마느냐는 이상적인 몸 상태를 쭉 유지할 수 있느냐에 달렸다. 신체의 균형을 유지하는 비결은 간단하다. 그중 하나가 바로 '1일 3합'이다.

현대인에게 부족한 영양소 3가지

식품 생산 및 가공, 식습관의 변화는 식품 자체는 물론이고 체내 영양 성분에도 엄청난 변화를 불러왔다. 그중 두드러지는 변화가 '3가지 결핍'과 '3가지 과잉'이다. 즉 식이 섬유, 항산화 물질, 오메가3 불포화 지방산은 부족하고 당, 산화물, 오메가6 불포화 지방산은 넘쳐나게 되었다.

이런 옳지 않은 변화는 체내 영양소 및 대사산물의 불균형을 낳았으며, 유전자가 정상적인 기능을 위해 필요로 하는 영양소의 결핍을 초래했다. 그 결과, 내상 또는 염증 등 병리적 변화가 발생해 다양한 만성 질환이 발생할 환경이 마련되었다.

그래서 현대인에게 부족한 식이 섬유, 항산화 물질, 오메가3 불포화 지방산, 이 3가지 영양소를 적절히 보충하는 것이 체내 균형을 개선하고 질병을 예방하고 치료하는 데 매우 중요하다. 그런 의미에서 필자는 식이 섬유, 항산화 물질, 오메가3 불포화 지방산, 이 3가지 영양소를 '3대 보물 영양소'라고 부른다.

건강 가이드

염증에서 멀어지려면
어떻게 해야 할까?

중국은 세계적인 미식 대국이다. 그러나 군침이 절로 흐르는 이런 음식들이 다 건강에 좋은 것은 아니다. 흔히 접할 수 있는 전통 음식 중에도 건강에 해로운 것이 의외로 적지 않다.

☑ **튀긴 음식**
중국 음식 중 샤오빙(호떡), 유탸오(꽈배기), 충유빙(대파 전병)은 다 튀긴 음식이다. 이런 음식은 지방과 자유 라디칼이 풍부하며, 과도한 열량과 오메가6 불포화 지방산도 공급한다. 게다가 고온에서 튀기는 과정에서 종종 발암 물질이 생성된다.

☑ **염장 식품**
염장육, 장아찌 등 염장 식품은 장기간 보관할 수 있도록 만드는 과정에서 다량의 소금을 사용한다. 그래서 이런 염장 식품을 섭취하면 체내 나트륨 농도가 과도하게 올라가 고혈압, 위장병 등의 질병에 걸리기 쉽다. 또한 식품을 염장하는 과정에서 건강을 해치는 발암 물질이 생겨나는 경우가 많다.

☑ **통조림 등 가공식품**
과일 통조림, 육류 통조림, 건두부, 소시지 등 각종 가공식품은 가공하고 포장하는 과정에서 항산화 물질 등의 영양소가 파괴된다. 또 보존과

맛을 위해 많은 양의 설탕과 소금을 넣을 뿐만 아니라 인공 향신료, 색소, 방부제 등 각종 첨가제까지 넣는다. 그래서 이런 가공식품에는 과도한 열량과 건강에 해로운 물질이 가득한 데 반해, 건강에 이로운 영양 성분은 부족하다.

☑ 기름기가 많은 고기와 내장육

이런 식품에도 단백질, 비타민, 미네랄이 없지는 않지만 과도한 포화지방산과 콜레스테롤로 인해 심뇌혈관 질환과 비만을 초래할 수 있으므로 적당히 섭취해야 한다. 또 내장육 중 간은 독소를 배출하는 기관으로 유독 물질을 함유한 경우가 많으므로 과도한 섭취는 자제해야 한다.

☑ 숯불구이 식품

숯불에 구운 식품은 대량의 자유 라디칼을 함유하고 있어 상초열과 염증을 일으키기 쉽다. 또한 숯불에 굽는 과정에서 강력한 발암 물질인 벤조에이피렌이 발생한다.

☑ 설탕이나 꿀에 절인 식품

이런 식품에는 아질산염, 향료 등의 첨가제가 들어 있어 건강에 해롭다.

식품 가공업의 비약적인 발전은 삶에 편의를 제공했으나, 먹기 편리하고 보존 기간이 긴 식품일수록 건강에 해롭다는 사실을 유념해야 한다.

건강 Q&A

Q1 생활 방식이 건강했다는 고대인보다 현대인의 수명이 더 긴 이유는?

이제 사람들은 단순하게 살고 싱겁게 먹는 대신, '끼니마다 기름지고 짠 음식을 섭취하고 틈만 나면 담배를 피우고 인사불성이 될 때까지 술을 마시며 고기로 배를 채우는' 삶을 산다. 게다가 산업의 비약적인 발전도 식품에 변화를 가져와 건강하지 못한 삶으로 이끌고 있다.

그렇다면 현대인과 고대인(현대 이전의 사람을 통칭)의 삶 중에서 어느 쪽이 더 건강한지 비교해보자.

☑ **현대인**: '기름 듬뿍, 소금 가득, 줄담배 뻑뻑, 술 냄새 풀풀', '바쁘다 바빠, 늙어 죽을 때까지 바쁘다', '걷기 대신 차 타기', 환경 오염, 스트레스.

☑ **고대인**: 신선한 공기를 마시며 아름다운 자연환경에서 생활함. 해가 뜨면 일하고 해가 지면 쉬고 일찍 자고 일찍 일어나는 규칙적인 생활. 농사, 사냥, 낚시, 채집은 일이자 일상적인 활동으로, 즐겁게 협동하는 과정에서 운동량이 상당했음. 흡연과 음주 횟수가 적었음. 신선한 식물을 자연에서 채집함. 동물도 이런 식물을 먹이로 삼았으며 대자연에서 자유롭게 뛰어다녔기 때문에 기름기가 적고 살코기가 많았음.

과거의 생활 방식이 더 건강했음에도 현대인이 더 오래 사는 이유를 궁금해 하는 사람들이 있다. 사실 고대인이 단명한 이유는 다른 데 있다. 바로 '낙후된 의료 수준' 때문이다. 과거에는 의료 환경이 낙후되고 의학 수준이 낮았다. 항생제는 물론이고 의료 장비도 미흡해 가벼운 외상 감염이나 감기로도 죽는 경우가 허다했다.

그러나 현대에 들어 과학 기술이 눈부시게 발전하면서 생활 여건과 방어 체계가 훨씬 나아졌다. 그 덕에 자연환경이 인류 건강에 미치는 영향이 최소화됐다.

이로 보건대, 옛날 사람들의 수명이 현대인보다 짧았던 것은 결코 이상한 일이 아니다. 그러나 수명을 단순 비교해 현대인이 더 건강한 생활을 하고 더 올바른 음식을 섭취한다고 할 수는 없다.

반대로 생각해보면, 의료 체계가 발달하고 완벽해진 지금, 건강한 생활 방식을 영위하고 올바른 음식을 먹기까지 한다면 훨씬 더 수월하게 건강과 장수, 두 마리 토끼를 잡을 수 있지 않을까?

Q2 나이가 들면 원래 병에 걸리는 걸까?

절대 아니다! 암, 심뇌혈관 질환, 당뇨병 등은 나이와 상관이 있기는 하지만 나이가 결정적인 요소는 아니다.

☑ **심뇌혈관 질환 유발 요인**
흡연, 운동 부족, 지나친 스트레스, 만성 염증, 고혈압, 고지혈증, 당뇨병, 비만 등

☑ **암 유발 요인**

흡연, 운동 부족, 지나친 스트레스, 과도한 음주, 잘못된 식습관, 방사성 물질 및 독성 물질 등의 환경적 요소

☑ **당뇨병 유발 요인**

잘못된 식습관, 운동 부족, 비만, 지나친 스트레스, 만성 염증 등

앞에서 언급한 질병들의 유발 요인은 서로 비슷하다. 게다가 상당수 질병은 서로 연관이 있으며 영향을 미친다. 한마디로, 잘못된 생활 방식이 이런 질병을 유발하는 주된 요인 중 하나다.

또 통계에 따르면 중국의 18세 이상 고혈압 환자 수는 이미 3억 명에 달해 적어도 4~5명 중 한 명은 고혈압에 걸린 상태다. 30세를 전후해 심근 경색, 뇌경색, 뇌출혈을 일으키는 환자도 갈수록 늘고 있다. 세계 당뇨병 발병 연령은 65세 전후인데 중국은 이미 45세 전후로 앞당겨졌다.

3장 핵심 내용

1 '병은 입으로 들어온다'의 재해석: 잘못된 음식 섭취는 상초열과 만성 염증을 부르고 결국 암·뇌졸중·관상 동맥 질환·당뇨병·알츠하이머병 등의 질병으로 이어질 수 있다.

2 현대의 식품 생산 및 가공 방식의 변화는 식품 속 영양 성분을 변화시켰다. 그리하여 어떤 성분은 지나치게 많아지고 또 어떤 성분은 지나치게 적어져 영양소 섭취의 불균형을 초래했다.

3 섭취한 영양소가 유전자의 정상적 기능에 필요한 영양소와 서로 맞지 않은 것도 현대 만성 질환 발병률을 높인 요인이다.

4 대다수 현대인이 '3대 보물 영양소'인 오메가3 불포화 지방산, 식이 섬유, 항산화 물질을 적게 섭취하고 있으므로 반드시 따로 보충해야 한다.

Part 2

건강의 토대

우리가 꼭 알아야 할 3가지 보물

④ 당을 줄이는 보물, 식이 섬유

식이 섬유는 밀가루와 마찬가지로 탄수화물의 일종이다. 그러나 밀가루와 달리 식이 섬유는 인체에 흡수되지 않는다. 대신 물을 흡수해 팽창하고 장운동을 원활하게 하고 배변을 촉진해 장내 독소를 몸 밖으로 배출시켜 암을 예방한다. 또 식이 섬유는 당류와 지방 흡수를 조절해 체중 감소를 돕고 당뇨병을

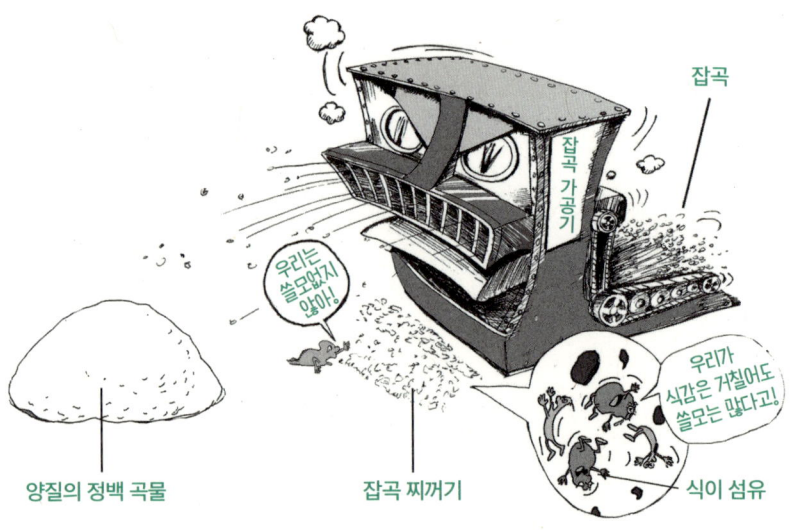

<그림 4-1> '거친 것'을 없애고 '부드러운 것'만 남긴 탓에 식이 섬유가 부족해졌다.

예방한다. 그래서 식이 섬유는 '혈당을 조절하는 당', '장내 암 예방 특효약', '천연 다이어트 보조제'라고 불린다. 또한 식이 섬유는 장내 세균총을 조절하는 중요한 물질이다.

식이 섬유는 잡곡에 많이 존재하는데, 산업 사회로 진입하면서 사람들이 '거친' 음식 대신 '부드러운' 음식을 선호한 결과, 잡곡이 밀가루, 쌀 등 부드러운 곡물로 바뀌면서 식이 섬유 섭취가 눈에 띄게 줄었다.

식이 섬유는 혈당을 조절하는 당이다

인슐린 분비와 기능 이상

인슐린의 분비와 기능 이상은 당뇨병을 부른다. 인슐린이란 무엇인가? 인슐린은 일종의 호르몬으로 체내에서 당대사를 조절하고 혈당 농도를 낮추는 주요 호르몬이다. 인슐린은 잘 성장한 도세포에서 분비된다. 이밖에 건강한 근육과 지방 세포가 '혈당을 운반하라'는 인슐린의 명령을 신속하게 따라야만 혈당이 내려간다.

이 두 부분에서 문제가 생기면 각각 1형 당뇨병(인슐린 의존성 당뇨병이라고도 함)과 2형 당뇨병(인슐린 비의존성 당뇨병이라고도 함)이 발생한다. 1형이든 2형이든, 당뇨병에 걸리면 혈당이 상승하고 전신 대사 장애가 생긴다.

구체적으로 살펴보자. 1형 당뇨병은 도세포가 내상과 염증의 공격으로 손상돼 위축되거나 괴사해 인슐린 분비가 '부족해져' 혈당이 상승한다. 2형 당뇨병은 혈당을 흡수한 근육과 지방 세포에서 문제가 발생해 인슐린 분비가 '과도해진다.' 도대체 어떻게 된 걸까?

우리가 활동하려면 에너지가 공급되어야 한다. 에너지의 최대 공급원은 혈액 속 당류, 즉 포도당이다. 인슐린의 작용으로 근육과 지방 세포는 에너지가 필요하거나 저장될 곳으로 포도당을 운반해 혈액 속 포도당을 일정하게 유지한다. 그러나 사탕, 음료, 정제 탄수화물 등의 식품을 과다 섭취하면 근육과 지방 세포가 쉴 틈 없이 일을 해야 한다. 만성 피로에 시달리던 이 기관들은 머지않아 '파업'을 선언한다.

그러면 인슐린이 혈당을 운반하라고 명령해도 근육과 지방 세포가 그 명령을 '듣지' 못한다. 결국 에너지를 얻지 못한 신체는 음식을 먹고 나서도 여전히 배가 고파 계속 음식을 섭취함으로써 인슐린의 '목소리'가 충분히 들릴 만큼 커질 때까지 인슐린이 신호를 내보내게 자극한다.

그러나 이 상황이 되면 이미 '귀가 먹은' 근육과 지방 세포로서는 손쓸 방도가 없다. 그러면 혈당을 받아들이는 문이 닫힌 상태에서 혈액 속에 포도당이 쌓여 고혈당 상태가 된다. 즉, 2형 당뇨병이 발생한다.

혈당을 조절하는 식이 섬유

당뇨병의 원인을 알았으니, 음식에서 당뇨병을 예방하고 조절

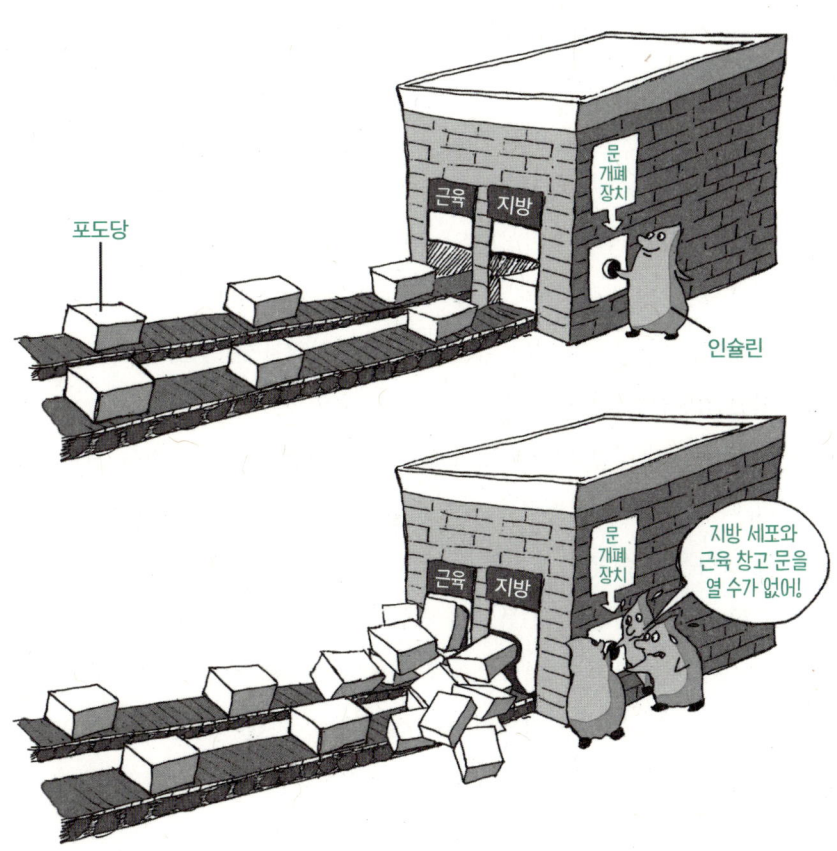

<그림 4-2> 2형 당뇨병의 발생

❹ 당을 줄이는 보물, 식이 섬유

할 묘안을 찾을 수 있다. 탄수화물은 혈당의 최대 공급원이며 그냥 '당'이라고도 불린다. 일반적으로 당은 단맛이 나고 포도당으로 분해돼 혈당을 높인다.

그러나 일반적인 당과 달리 달지 않고 포도당으로 분해되지도 않으며 오히려 포도당 흡수를 늦춰 혈중 혈당 농도를 알맞게 유지하고 근육과 지방 세포의 인슐린 민감성을 강화해 당뇨병을 예방하고 당뇨병 환자의 혈당 조절을 돕는 특별한 당이 있다. 바로 '식이 섬유'다.

미국 하버드대학교는 두 차례에 걸쳐 식이 섬유와 당뇨병의 관계에 관한 대규모 연구를 진행했는데, 각각 4만 명 이상이 연구에 참여했다. 연구 결과, 고지방, 저식이 섬유 식품을 즐겨 먹는 사람이 당뇨병에 걸릴 위험은 저지방, 고식이 섬유 식품을 즐겨 먹는 사람보다 2배나 높았다. 식이 섬유가 당뇨병 발병 위험을 낮추는 데 효과가 있음을 증명한 결과이다.

왜 같은 당인데 식이 섬유와 일반적인 당이 서로 상반된 작용을 하는 걸까? 그 이유는 식이 섬유가 우리 몸의 효소에 의해 소화되거나 포도당으로 분해되지 않아, 체내로 들어와도 단맛이 느껴지지 않고 혈액 속 혈당 농도를 높여 몸에 부담을 주지도 않기 때문이다.

게다가 식이 섬유는 포도당이 혈액으로 들어가는 속도를 늦추거나 막아 포도당 흡수를 떨어뜨리고 혈당 균형을 조절한다. 그 결과, 정상인의 당뇨병 발병 위험을 낮추고 당뇨병 환자의 혈당과 관련해 다음과 같은 조절 작용을 한다.

- ☑ 분해되기 어렵고 부피가 큰 식이 섬유는 위 배출 속도를 늦추고 장내 소화 흡수 시간을 지연시켜 과도한 포도당이 '행패'를 부리기 전에 숨 돌릴 시간을 준다.
- ☑ 설령 포도당 중 일부가 음식물 분해 과정에서 '빠져나와도' 혈당 농도를 높이려면 장점막을 뚫고 혈액으로 들어가야 한다. 식이 섬유는 이를 두고 보지 않는다. 수용성 식이 섬유가 장내에 형성한 겔은 접착제처럼 포도당에 달라붙어 움직임을 어렵게 만들어 혈액으로 들어가지 못하게 막는다.
- ☑ 식이 섬유는 장운동을 촉진하고 원활한 배변 활동을 돕는다. 그 결과, 아직 혈액으로 들어가지 못한 포도당을 몸 밖으로 배출해 혈당을 안정적으로 유지한다.

게다가 식이 섬유는 도세포 자극을 줄여 인슐린에 대한 수요를 줄임으로써 인슐린의 정상적인 분비를 조절한다. 또 근육과 지방 세포의 인슐린 민감성을 개선하고 인슐린이 명령하는 '목소리'를 크게 키워 '부족'하다는 느낌이 들지 않게 한다. 식이 섬유가 1형 당뇨병과 2형 당뇨병의 예방 및 보조 치료에 효과가 있는 것은 바로 이 때문이다.

이밖에 과도한 열량 섭취는 비만을 일으키는데, 비만도 당뇨병 발병률을 높이는 요인 중 하나이므로 체중만 조절해도 당뇨병 예방 효과를 기대할 수 있다. 식이 섬유는 '천연 다이어트 보조제'라고 불릴 정도로 열량이 낮아 이 역시 당뇨병 예방에 간접적으로 도움을 준다.

여기까지만 봐도, 달지 않고 포도당으로 분해되지도 않는 당이지만 식이 섬유가 제법 쓸모가 있음을 알 수 있다. 그러나 혈당 조절은 식이 섬유의 수많은 능력 중 하나일 뿐이다.

장내 암을 예방하는 특효약

듣기만 해도 가슴이 철렁 내려앉는 병이 바로 '암'이다. 그런데 식이 섬유는 암을 예방해 건강을 지켜준다. 연구에 따르면 식이 섬유는 결장염 예방에 큰 효과가 있는데, 결장염 발생률을 40%나 줄여 결장암 발병률을 낮추는 것이다.

소화가 어려운 식이 섬유가 결장염과 무슨 상관이 있을까? 암은 질병 유발 인자→염증→DNA 분자 손상 또는 돌연변이→암세포 생성→암세포 증식 및 확산의 과정을 거쳐 발생한다. 여기서 암 유발 인자는 장 속에 잠복한 부패균, 일부 담즙산, 혐기성균이다.

이중 부드럽고 소화가 잘 되는 환경을 좋아하는 부패균에게 식이 섬유는 그야말로 '불청객'이다. 식이 섬유는 장내 유익균과 만나 단쇄 지방산 생성을 돕는데, 이 지방산은 부패균의 생장을 억제하고 장내 환경을 정화하는 역할을 한다.

고당, 고지방의 부드러운 음식은 장내 담즙과 혐기성균을 증가시키기도 한다. 담즙 중 과도한 담즙산은 음식물을 소화하면서 혐기성균에 의해 분해 및 대사가 진행되어 발암 인자가 된다. 이때 식이 섬유가 존재한다면, 식이 섬유가 담즙산을 흡수해 과도한 담즙산이 장과 온몸의 건강을 해치는 것을 막을 수 있다.

또 질병 유발 인자는 대변에 숨어 언제라도 암을 일으킬 준비를 한다. 식이 섬유는 대변의 주요 성분으로, 충분한 양의 식이 섬유는 일정 부피의 대변을 형성하고 장벽을 자극해 장운동을 일으켜 배변을 촉진해 암을 일으키는 독소를 몸 밖으로 배출한다. 그러나 현대인은 부드럽게 정제된 음식을 많이 먹는다. 식이 섬유 섭취량이 너무 적으면 대변이 장 근육을 자극하지 못해 배변으로 이어지지 않아 오랫동안 체내에 머무르며 숙변이 된다. 그러면 그 안에 있던 질병 유발 인자가 장 내벽과의 접촉을 통해 결장 세포를 망가뜨려 결장암을 일으키거나, 장을 통해 체내로 재흡수되어 다른 부위에 해를 끼친다.

한편, 오랫동안 밖으로 배출되지 않은 변은 수분이 마르면 딱딱하고 건조해져 변비를 유발한다. 그러면 대변을 배출하기 위해 더 많은 힘을 주어야 하는데, 이 때문에 대장 표면에 볼록 튀어나온 주머니 모양의 게실이 생긴다. 만약 대변에 질병 유발 인자가 숨어 있다면 게실염을 일으켜 통증, 심지어 암까지 유발한다.

그래서 대변이 체내에 머무르는 시간이 짧을수록 건강에 이롭다. 대변이 체내에 오래 머무르면 잠복해 있던 병의 새싹을 틔우는 거름이 될 뿐이다.

식이 섬유는 이런 걱정을 줄여준다. 식이 섬유는 흡수성이 매우 강해 제 부피와 중량의 10배에 달하는 수분을 흡수할 수 있다. 팽창하고 무거워진 식이 섬유는 장 연동 운동을 촉진해 배변 욕구를 일으킨다. 게다가 수분을 충분히 흡수해 부드러워진 변은 큰 힘을 들이지 않고도 몸 밖으로 배출할 수 있어 장의 유독 물질 흡수나 그로 인한 손상을 막고 장 관련 암 발병을 줄일 수 있다.

그래서 식이 섬유를 장내 암을 예방하는 특효약이라고 부르는 것이다.

심뇌혈관 질환에서 멀어지게 해주는 양약

식이 섬유의 독소 배출 효과는 심뇌혈관 질환을 예방하는 데 도움이 된다. 심뇌혈관 질환은 심혈관 질환과 뇌혈관 질환을 아울러 이르는 말이다. 심혈관 질환은 주로 관상 동맥 질환, 즉 흔히 말하는 심장병을 말한다. 이는 지속 시간, 증상의 경중에 따라 잠복 심장병, 협심증, 심근 경색, 심근 경화, 돌연사 등 여러 가지로 나뉜다. 뇌혈관 질환은 주로 혈액 공급 부족이나 출혈로 인한 뇌 손상을 가리키며, 의식 장애와 신체 마비, 사망까지 불러온다.

하버드대학교 의학전문대학원은 식이 섬유와 심장병의 관계에 대해 두 차례에 걸쳐 대규모 연구를 진행했다. 그 결과, 식이 섬유가 풍부한 식사를 한 사람들이 식이 섬유를 적게 섭취한 사람들보다 심장병에 걸릴 확률이 40%나 낮았다. 그 이유가 무엇

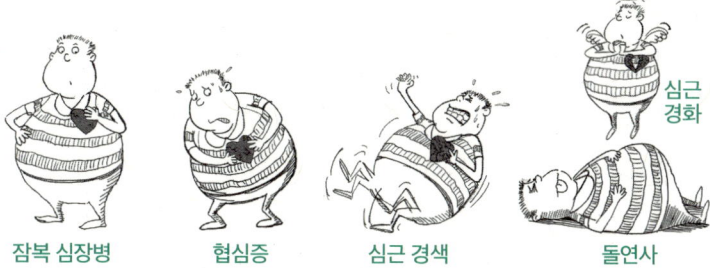

<그림 4-3> 심혈관 질환

잠복 심장병　　협심증　　심근 경색　　돌연사

일까? 이를 알기 위해서는 먼저 심뇌혈관 질환의 원인을 알아야 한다.

　이미 설명한 바와 같이, 혈관 경화는 심뇌혈관 질환의 직접적 원인이고 고지혈증과 고혈압은 혈관 경화를 유발하는 요인이다. 고지혈증은 혈액 속 콜레스테롤과 트리글리세라이드 수치가 너무 높아 혈관 내 다른 성분과 쉽게 결합해 혈관 벽에 붙어 황색종을 형성해 결국 혈관 내벽에 염증 반응을 일으켜 혈관을 좁고 딱딱하게 만드는 것을 말한다.

　이런 상황은 혈압 상승을 부추겨 혈관 통로는 더 좁아지고 혈관 벽은 더 약해져, 혈관이 막히거나 찢기기 쉬운 상태가 된다. 이 또한 심뇌혈관 질환을 유발한다. 그런데 식이 섬유는 혈중 콜레스테롤 수치와 혈압을 낮춰 심뇌혈관을 보호한다.

　식이 섬유는 2가지 방법으로 혈중 콜레스테롤 수치를 낮춘다. 하나, 식이 섬유는 배변 활동을 촉진해 음식물 속 콜레스테롤과 트리글리세라이드 등을 신속히 몸 밖으로 배출해 장의 지질 흡수를 줄인다. 둘, 식이 섬유는 장에서 분비되는 담즙과 결합해 콜레스테롤 재흡수를 줄인다.

대변에 포함된 각종 독소가 제때 몸 밖으로 배출되지 않으면 장의 재흡수 기능으로 인해 흡수된 뒤, 순환기를 통해 몸속 이곳저곳으로 퍼져 다른 부위에 내상과 염증을 일으킬 수 있다. 이때 관상 동맥에서 내상과 염증이 발생하면 관상 동맥 질환을 일으키고 뇌혈관에서 발생하면 뇌신경 세포에 영향을 미쳐 신경계 질환인 알츠하이머병을 일으킨다.

지금까지 식이 섬유의 놀라운 기능에 대해 알아보았는데, 여기서 끝이 아니다.

천연 다이어트 약, 식이 섬유

생활 수준이 높아짐에 따라 '거친' 음식 대신 '부드러운' 음식을 선호하게 되면서 식이 섬유 섭취가 대폭 줄었다. 그 결과 암·심뇌혈관 질환·당뇨병 발병률이 높아지고 비만 인구가 날로 늘고 있다. 다이어트를 시도하는 사람들이 점점 늘고 있는데, 사실 식이 섬유가 바로 천연 '다이어트 약'이다.

살을 빼려면 먹는 양을 줄여야 한다고들 한다. 그러나 이는 잘못된 생각이다. 다이어트를 할 때 줄여야 하는 것은 식사량이 아니라 열량이다. 무턱대고 식사량을 줄였다가는 식욕이 폭발해 다이어트 실패는 기본이고 덤으로 요요가 와 살이 더 찔 수 있다. 그렇다면 열량을 늘리지 않으면서 허기를 참을 필요가 없는 음식은 없을까? 있다. 바로 식이 섬유다.

밀가루와 마찬가지로 식이 섬유도 탄수화물에 속해 허기를 채울 수 있다. 그러나 밀가루와 달리, 식이 섬유는 소화 흡수가 어렵다. 장으로 들어가도 결국 대변으로 배출되며 중간에 어떠한 영양 대사도 거치지 않아 우리 몸에 열량을 공급하지 않는다.

따라서 같은 양의 음식을 먹어도 섭취한 에너지 양이 크게 줄어 체중 조절 및 감소 효과를 볼 수 있다. 예전에는 인체에 영양소와 에너지를 공급하지 못한다는 이유로 식이 섬유가 '쓸모없는 것' 취급을 받았다. 그러나 최근 들어 '영양' 성분을 함유하지 않은 이 물질의 '영양학적' 가치가 널리 알려지면서 단백질, 지방, 탄수화물, 비타민, 미네랄, 물의 뒤를 이어 '제7의 영양소'로 인정받고 있다.

다음의 표는 흰 빵과 통밀빵에 들어 있는 식이 섬유의 함량 및 열량을 비교한 것이다.

표에서 볼 수 있듯이, 같은 양(100g)을 먹어도 흡수되는 열량이 다르다. 통밀빵의 열량이 흰 빵보다 20kcal가 적다. 이러면

<표 4-1> 흰 빵과 통밀빵의 식이 섬유 함량과 열량 비교

구분	흰빵	통밀빵
섭취량/g	100	100
식이 섬유 함량/g	2.4	6.9
식품 함유 열량/kcal	260	240

식사량을 줄이지 않고도 열량 섭취를 줄이고 다이어트 목표를 달성할 수 있다. 다 식이 섬유 덕분이다.

또한 식이 섬유는 흡수성이 강하다. 수분을 흡수한 식이 섬유는 크게 팽창한다. 그러면 부피가 커진 식이 섬유와 분비액이 위장 내 공간을 많이 차지하면서 포만감을 키우고, 뇌에는 '배부르니까 그만 먹어'라는 신호를 전달해 식사량을 조절할 수 있게 한다.

게다가 식이 섬유는 담즙과 결합해 장의 콜레스테롤 재흡수를 줄인다. 또한 수분을 흡수해 부피가 커지고 부드러워진 식이 섬유는 장운동을 도와 배변을 촉진한다. 대변의 체외 배출은 음식물 속 지방이 장에 머무는 시간을 줄이고 중요한 에너지 공급

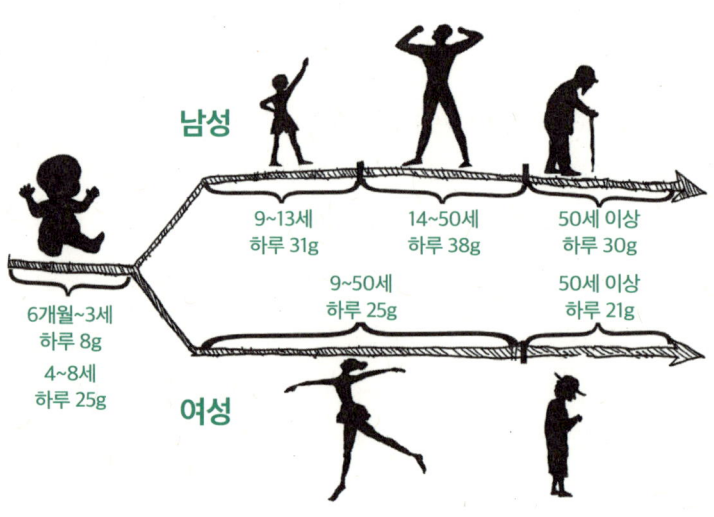

<그림 4-4> 남성과 여성의 하루 식이 섬유 필요량

원인 탄수화물이 체내에 머무는 시간도 줄여 장의 지방과 탄수화물 재흡수를 줄임으로써 다이어트 목표를 달성하는 데 도움을 준다.

식이 섬유의 장점이 한두 개가 아닌 것은 잘 알겠는데, 하루 적정 섭취량은 얼마나 될까? 일반적으로 남성의 하루 식이 섬유 섭취 권장량은 30~38g이고 여성은 21~25g이다(〈그림 4-4〉). 식품마다 식이 섬유 함량이 다르므로 이 장의 '건강 Q&A' 첫 번째 질문(Q1)에서 식품별 식이 섬유 함량을 참고하기 바란다.

장내 세균총을 조절한다

장내 미생물이 건강과 밀접한 관련이 있다는 연구 결과가 속속 발표되고 있다. 장내 미생물의 기능 중 가장 잘 알려진 것은 소화와 면역 기능이다. 사실 장내 세균총이 건강에 미치는 영향은 이뿐만이 아니다.

장내 세균총이 교란되면 염증 반응과 지방 합성을 촉진하여 비만, 당뇨병, 암, 간 질환 등 수많은 만성 질환의 발병과 진행에 영향을 미친다. 또 장내 세균총의 불균형은 장-뇌 축(gut brain axis)을 통해 기분, 행위, 인지 능력에도 영향을 미친다. 그러므로 건강을 위해 장내 세균총의 균형을 유지해야 한다.

장내 세균총은 유익균, 유해균, 중간균, 이 3가지로 나뉜다. 장내 세균총이 균형을 이루는 상황에서는 유익균의 수와 비율이 절대적인 우위를 차지한다. 그런데 장내 세균총의 구성과 구조, 그 대사산물은 식습관에 따라 달라진다.

식이 섬유는 장내 세균총 균형을 조절하는 중요한 물질로, 장내 유익균의 생장과 번식을 유지하고 유해균의 증식을 억제한다. 연구 결과, 유익균은 식이 섬유를 분해해 에너지를 얻을 뿐만 아니라 식이 섬유의 발효를 촉진해 단쇄 지방산을 생성시킨다.

단쇄 지방산은 수소 이온 농도 지수(pH)를 낮춰 장내 환경을 약산성(pH=5.5)으로 유지하므로 단쇄 지방산을 생성하는 유익균의 생존과 증식에 도움이 된다.

간단히 말해 식이 섬유가 부족하면, 유익균은 에너지를 비롯해 생존과 번식에 필요한 약산성 환경까지 잃어 종류와 수가 급격히 감소한다. 그러면 유해균이 그 틈을 타고 '주인' 행세를 하며 지질 다당류 등의 내독소를 분비해 만성 염증을 유발한다. 이는 이미 과학적 연구를 통해 증명되었다.

최근 밝혀진 연구 결과는 더 섬뜩하다. 식이 섬유에서 충분한 에너지를 얻지 못한 일부 장내 세균은 생존을 위해 장 점액층을 분해해 얇게 만든다. 장 병원균을 막는 주요 장벽인 점액층이 얇아진다는 것은 장내 병원균이 상피 세포나 혈액 속으로 침투해 장염을 일으키기 쉬워진다는 뜻이다.

따라서 장내 세균총의 균형을 유지하기 위해서 평소 충분한 양의 식이 섬유를 섭취해야 한다.

건강 가이드

당류 음식과
현대 만성 질환의 관계

'당'이라는 말을 들으면 자연스레 온갖 달콤한 음식과 음료, 요리가 떠오를 것이다. 당은 기분이 좋아지는 단맛은 물론이고 생명 활동에 필요한 에너지를 공급하지만, 현재 우리는 당 때문에 심각한 위기를 맞았다.

☑ **당 섭취량이 계속 늘고 있다.**

식품가공업의 비약적인 발전과 서구식 음식의 유행으로 당 섭취량이 크게 늘었으며 꾸준히 큰 폭으로 증가하고 있다. 관련 자료에 따르면 1990년부터 2010년 사이, 중국인의 당 섭취량은 2배로 늘었다. 2030년에는 2010년의 3배, 다시 말해 1990년의 6배로 증가할 것으로 예상된다.

☑ **당은 각종 만성 질환의 발병 및 진행과 밀접한 관련이 있다.**

많은 연구 결과, 과도한 당 섭취는 당뇨병, 비만, 심혈관 질환, 지방간 심지어 암 발병 확률을 크게 높인다. 인체에 과다한 당이 들어오면 혈당이 높아지고 '인슐린 민감성'이 낮아져 당뇨병이 발생한다.

남은 당은 간에서 지방으로 바뀌어 혈중 지질을 높여 심혈관의 정상적인 기능에 영향을 미치고 간, 복부, 둔부의 지방 축적을 촉진해 지방간과 비만을 일으킨다. 또한 장내 유익균을 '죽이고' 유해균을 번식시킨다.

당 함량이 높은 음식이 학습 능력 및 기억력 저하, 심지어 치매 발병과도 깊은 관계가 있다는 사실이 많은 연구 끝에 증명됐다.

암세포는 '당'을 무척 좋아한다. 당은 암세포의 빠른 성장과 증식을 돕는 중요한 원료이므로 당 함량이 높은 음식은 종양의 발생과 성장을 돕고

❹ 당을 줄이는 보물, 식이 섬유

암 치료를 방해한다. 상대적으로 단맛에 중독되기 쉬운 어린이와 청소년이 무절제하게 당류 식품을 섭취한다면 성인이 된 이후에 이러한 만성 질환에 걸릴 확률이 매우 높아진다.

☑ 일상적으로 섭취하는 당

중국인이 먹는 당은 주로 첨가당으로, 전체 당류에서 차지하는 비율이 무려 65~70%에 이른다. 이는 사람들이 많이 찾는 가공식품(과자, 빵, 사탕, 음료, 잼, 아이스크림, 깨죽 등)과 외식 음식의 풍미를 살리기 위해 '보이지 않는 당'인 첨가당을 많이 쓰기 때문이다.

첨가당은 정제된 과당이 주를 이룬다. 천연당에 비해 정제 과당은 건강에 더 큰 해를 끼친다. 정제 과당은 체내에서 지방으로 전환되기 쉽다. 또 과당은 체내에서 요산으로 전환될 수 있는데, 과다한 요산은 신장 부담과 심장병 환자의 사망률을 높인다.

세계 보건 기구(WHO)의 성인 하루 섭취 유리당(첨가당 포함) 권장량은 40g 미만이다. 얼핏 생각하면 권장량을 잘 지킬 수 있을 것 같지만 순간의 방심으로도 '선을 넘기' 십상이다.

한번 살펴보자. 콜라 250ml의 당 함량은 26.5g이다. 오렌지주스 300ml의 당 함량은 30~35g, 쿠키 100g의 당 함량은 약 40g, 초콜릿 100g의 당 함량은 약 48g, 빵 100g의 당 함량은 40~60g 정도이다. 이처럼 웬만한 식품에는 다 첨가당이 들어 있는 탓에 실제로는 생각보다 훨씬 많은 당을 섭취하는 것이다.

한 가지 더 짚고 넘어갈 점이 있다. 곡물, 특히 쌀을 주식으로 하는 식문화도 과도한 당 섭취를 부르는 주범이라는 사실을 알아야 한다. 쌀 문화권에서는 날마다 50g, 심지어 그 이상의 흰쌀밥을 섭취하는 것이 지극히 정상이다.

그러나 흰쌀밥에는 전분 외에 별다른 영양소가 없다. 다시 말해 흰쌀밥 50g만 먹어도 WHO 권장량보다 많은 당분을 섭취하는 것이다. 그렇다면 상당히 오랜 세월 동안 쌀밥을 먹어왔는데, 어째서 과거에는 이 같은 문제가 불거지지 않았을까?

답은 간단하다. 농경 시대, 경제가 발달하기 이전, 음식이 부족하던 수십 년 전에는 쌀밥을 비롯한 곡류가 주요한, 심지어 유일한 당 공급원이었다. 게다가 그 당시 사람들은 아예 도정하지 않았거나 약간만 도정해 당 함량이 상대적으로 낮은 현미밥을 먹었다. 현미밥은 정밀한 도정을 거친 오늘날의 흰쌀밥과는 전혀 다르다.

오늘날, 사람들은 여전히 쌀밥을 주식으로 삼고 있으나 전분만을 함유한 흰쌀밥을 먹는 데다 첨가당이 잔뜩 들어간 온갖 가공식품과 음료까지 섭취한다. 이러니 당 섭취량이 안 높아지고 배기겠는가?

☑ '보이지 않는 당' 섭취를 줄이는 방법

'보이지 않는 당' 섭취를 줄이기 위해 다음 몇 가지를 참고하자.

- 식이 섬유가 풍부한 잡곡을 많이 섭취하고 쌀밥, 빵, 찐빵, 케이크 등 정제 탄수화물과 그 가공식품 섭취를 줄인다.
- 가공을 거친 각종 단 음식과 첨가당이 함유된 음료 섭취를 줄이거나 섭취하지 않는다.
- 식품 영양 성분표를 확인하는 습관을 들인다. 영양 성분표에는 대개 해당 식품의 당 함량이 표기돼 있다. 당 함량이 표기되지 않은 경우, 탄수화물 양을 참고한다.
- 동종 가공식품 중에서는 당 함량이 낮거나 저당 요구르트와 같이 '저당' 표시가 있는 식품을 선택한다.
- 외식을 줄인다. 또 음식을 조리하면서 설탕 사용을 자제하는 대신 식품 본연의 단맛을 이용한다.

건강 Q&A

Q1 어떤 음식에 식이 섬유가 풍부할까?

다음의 표는 미국 농업부 식품 데이터베이스 및 중국영양학회 자료에 따른 것이다.

표에서 식이 섬유 함량은 각 식품의 100g당 식이 섬유 함량을 나타낸 것이다.

<표 4-2> 곡물류의 식이 섬유 함량

구분	이름		식이 섬유 함량/ 100g
미가공	보리(도정하지 않은 것)		17.3
	밀(도정하지 않은 것)		13.4
	귀리		10.6
	좁쌀		8.5
	옥수수		7.3
	현미		3.5
	쌀(도정한 것)		2.8
	메밀		6.5
	수수		4.3
	흑미		3.9
가공 후	밀가루	통밀가루	12.2
		정제 밀가루	2.7
	빵	통밀빵	6.9
		흰빵	2.4

<표 4-3> 가공하지 않은 콩류의 식이 섬유 함량

이름	식이 섬유 함량/100g	이름	식이 섬유 함량/100g
대두	25.1	녹두	16.3
핀토콩	24.9	흑태	15.2
파세올루스 불가리스	24.4	러너빈	15.2
청태	12.6	잠두	10.9
강낭콩	10.5	완두	10.4

<표 4-4> 씨앗·견과류의 식이 섬유 함량

이름	식이 섬유 함량/100g	이름	식이 섬유 함량/100g
잣	12.4	땅콩	8.4
아몬드	11.8	피칸	6.6
해바라기씨	10.5	호박씨	3.7
코코넛 과육	9.0	캐슈넛	3.2
개암	9.6	호두	7.4

<표 4-5> 채소의 식이 섬유 함량

이름	식이 섬유 함량/100g	이름	식이 섬유 함량/100g
다시마	9.8	초록 피망	1.7
목이	29.9	미나리	1.6
팽이버섯	6.7	콩나물	1.6
청완두	5.1	양파	1.4
연근(연꽃과)	4.9	상추	1.3
청태	3.4	버섯	1.2

이름	함량	이름	함량
당근	3.0	배추	1.2
흰목이 (물에 불린 것)	2.6	토마토	1.1
감자	2.5	부추	1.1
브로콜리 (줄기 포함)	2.5	여주	1.1
시금치	2.2	공심채	1.0
빨강 파프리카	2.0	노랑 파프리카	0.9
마늘	2.0	무	0.8
생강	2.0	단호박	0.45
유채	1.9	표고버섯(말린 것)	31.6
흰목이버섯 (말린 것)	30.4	죽순(말린 것)	27.2
김	21.6	표고버섯	3.3
연근(수련과)	2.6	버섯(말린 것)	21

<표 4-6> 가공하지 않은 신선한 과일의 식이 섬유 함량

이름	식이 섬유 함량/100g	이름	식이 섬유 함량/100g
블랙베리	5.3	레몬	2.45
배(껍질 있는 것)	3.6	사과(껍질 있는 것)	2.4
키위	3.0	오렌지	2.4
바나나	2.6	딸기	2.0
망고	1.8	사과(껍질 벗긴 것)	1.3
체리	1.6	유자	1.1
복숭아	1.5	포도	0.85
파인애플	1.4	수박	0.4
자두	1.4	대추	1.9

Q2 식이 섬유를 충분히 섭취하려면?

일상생활에서 하는 행동 중에는 식이 섬유 섭취를 늘리는 데 도움이 되는 행동도 있고 해로운 행동도 있다. 그래서 식이 섬유 '가감법'을 잘 알고 '빼기'가 아닌 '더하기'를 하려고 노력해야 한다. 구체적인 방법은 <표 4-7>과 같다.

<표 4-7> 식이 섬유 '가감법'

식이 섬유를 없애는 '빼기'	식이 섬유를 보충하는 '더하기'
곡물을 가공할 때 배아를 떼버린다.	잡곡과 현미 섭취를 늘리고 밀가루, 백미 섭취는 줄인다.
과일을 착즙해서 과즙만 마신다.	신선한 과일 섭취를 늘리고 주스 섭취를 줄인다.
사과, 배 등 과일의 껍질을 벗겨 먹는다.	간식으로는 생채소와 과일은 늘리고 과자와 사탕은 줄인다.
콜리플라워 등 채소의 줄기는 버린다.	콩류 식품을 많이 먹는다.

Q3 식이 섬유를 섭취할 때 주의할 점은?

급히 먹는 밥이 체하는 법이다. 식이 섬유 섭취가 시급한 경우라도 단번에 양을 많이 늘려서는 안 된다. 적은 양부터 시작해 차근차근 늘려나가야 한다.

갑자기 많은 양을 먹으면 식이 섬유가 수분을 흡수해 장내에서 발효되면서 복부 팽만, 복통, 심지어 탈수 등의 반응을 일으켜 오히려 건강이 안 좋아질 수 있다.

그러므로 식이 섬유를 섭취할 때는 양을 점진적으로 늘려야 한다. 또 충분한 양의 물과 함께 섭취하는 것이 좋다.

Q4 왜 식이 섬유는 '당'인데도 달지 않을까?

당이 달게 느껴지는 이유는 혀에 분포된 미뢰가 단맛을 감지하기 때문이다. 구강 안에 들어온 당이 프티알린의 작용으로 분해되면 미뢰가 단맛을 느낀다. 그러나 식이 섬유는 분해되지 않기 때문에 미뢰가 감지하지 못한다.

다만 정제된 탄수화물처럼 '입에 들어가자마자 녹지' 않고 꼭꼭 씹어야 하는 특성 때문에 오히려 이점도 있다. 식이 섬유가 함유된 음식을 먹으면 안면 근육이 팽팽해지고 침 분비가 늘고 음식이 소화되기 쉬운 형태로 바뀌고 치아가 튼튼해진다.

Q5 고혈당을 일으키는 음식을 알아보는 방법은?

고혈당을 일으키는 기준은 단맛의 정도가 아니라 혈당 지수, 즉 음식이 체내로 들어와 혈당을 상승시키는 능력이다.

음식 중에는 달지 않으면서도 혈당을 높이는 것들이 있다. 예를 들어 수많은 포도당 분자가 결합해 이루어진 전분은 체내에 들어오면 쉽게 분해된다. 그러면 전분 분자 1개가 금세 줄줄이 이어진 포도당 분자로 변해 혈당이 치솟는다. 반면에 단맛이 나면서도 인슐린이 작용할 필요가 없고 세포막을 통과해 조직에 흡수되어 혈당을 높이지 않는 것도 있다. 대표적으로 자일리톨이 그러하다.

  그러므로 식품을 고를 때는 단맛만 생각하지 말고 혈당 상승을 일으키는 정도를 확인해야 한다(<표 7-2> 참고). 단맛이 나지 않더라도 혈당 지수가 높은 음식(케이크 등)을 자주 먹으면 비만해지고 당뇨병에 걸리기 쉽다.

❹ 당을 줄이는 보물, 식이 섬유

4장 핵심 내용

1 식이 섬유처럼 달지 않은 '당'은 포도당 흡수를 지연시키고 혈당 농도를 유지하며 근육과 지방 세포의 민감성을 개선해 당뇨병을 예방하고 개선한다.

2 식이 섬유는 부패균의 생장을 억제하고 과도한 담즙산을 흡수해 장내 환경을 개선한다. 또한 식이 섬유는 흡수성이 강해 장운동을 자극해 대변에 들어 있는 독소를 제때 배출시켜 결장염을 예방하고 결장암 발병률을 낮춘다. 한마디로 식이 섬유는 암으로부터 장을 지키는 호위병 역할을 한다.

3 식이 섬유는 배변 활동을 돕고 담즙 중 콜레스테롤의 장내 재흡수를 줄이는 등 여러 가지 방법으로 혈중 콜레스테롤 등의 수치를 낮춰 심뇌혈관을 보호한다.

4 체중을 줄이려면 식사량이 아니라 섭취 열량을 줄여야 한다. 식이 섬유가 풍부한 음식은 굶지 않고 체중을 줄일 수 있는 이상적인 다이어트 음식이다.

5 식이 섬유는 장내 유익균의 생장과 번식을 돕고 유해균의 증식을 억제해 장내 세균총의 균형을 유지하고 건강을 지킨다.

6 과도한 당 섭취는 당뇨병, 비만, 심혈관 질환, 지방간, 치매, 심지어 암 발병률을 크게 높인다. 첨가당의 존재에 경각심을 갖고 되도록 첨가당 섭취를 줄이도록 한다.

⑤ 염증을 줄이는 보물, 항산화 물질

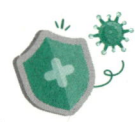

자유 라디칼은 '구강 궤양, 목 염증, 피부 건조, 얼굴 뾰루지, 치질, 변비' 등 온갖 상초열 현상을 일으킨다.

항산화 물질은 자유 라디칼을 중화해 체내 염증 반응을 줄이는 '천연 소화기'이자 젊음을 지키는 강력한 무기다.

그러나 현대인이 자주 섭취하는 가공식품에는 항산화 물질이 부족하고 선호하는 조리 방식도 항산화 물질의 보존을 어렵게 해 자유 라디칼이 점점 늘고 있다. 몸속의 '불'이 점점 더 커지는 이유이다.

산화의 부산물인 '자유 라디칼'

'산소' 하면 다들 긍정적인 이미지를 떠올릴 것이다. 말이 나온 김에 숨을 깊이 들이마실지도 모르겠다. 산소가 생명 유지에 매우 중요하기 때문이다.

그러나 '산화'는 전혀 기꺼운 존재가 아니다. 반짝반짝 빛나던 칼이 잔뜩 녹이 스는 광경을 상상해보라. 이처럼 녹이 스는 과정

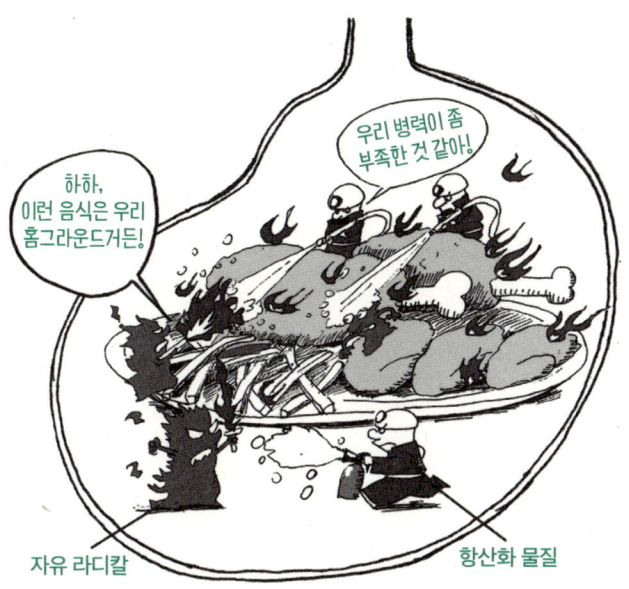

<그림 5-1> 점점 더 거세게 타오르는 '불'

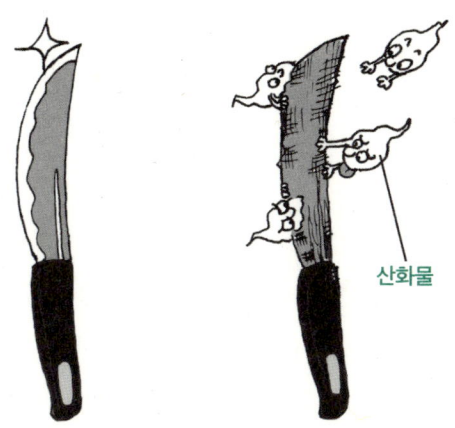

<그림 5-2> 산화 과정

이 바로 '산화'이다.

  사람도 계속 산화된다. 산화는 우리 몸이 필요로 하는 에너지를 만들기 위해 꼭 거쳐야 하는 과정이다. 그러나 이 과정에서 공장에서 배출하는 폐수나 매연처럼, 신진대사의 부산물인 자유 라디칼이 생성된다.

  자유 라디칼은 짝을 이루지 않은 전자를 가지고 있으며, 독립적으로 존재할 수 있는 물질로, 과거에는 '유리기'라고 불렸다. 자유 라디칼은 에너지를 전달하고 병원균을 죽이는 역할을 한다. 그러나 짝을 짓지 않은 전자를 가지고 있어 매우 불안정해서 이름처럼 자유롭고 산만하며, 꽉 막힌 세포 안에 머물기 싫어해 세포의 통제에서 벗어나 무리 밖에서 돌아다닌다.

  자유 라디칼은 호기심이 왕성한 장난꾸러기처럼 온몸을 헤집고 다니며 말썽을 피우다가 다른 세포 분자의 전자를 빼앗고 나서야 차분해진다.

  그런데 자유 라디칼이 전자를 빼앗는 이 과정은 우리 몸에 내상을 입혀 병을 부른다. 또한 자유 라디칼은 체내의 일부 세포와 쉽게 결합해 유해 물질을 생성함으로써 직접적으로 건강을 위협하기도 한다.

  사실 우리 몸은 자체 정화 기능도 가지고 있다. 그래서 이를 위한 시스템과 물질로 체내의 자유 라디칼을 중화해 몸의 정상적인 기능을 유지한다.

  그러나 자유 라디칼의 수가 너무 많으면 우리 몸이 스스로 해결할 수 없어 상초열과 염증이 생기고, 심한 경우 장기에 병리적 변화가 생겨 심각한 질병이나 사망을 초래하기도 한다.

자유 라디칼이 늘어나는 이유

지금 우리는 자유 라디칼이 사방에 존재하는 환경에서 살고 있다. 태양 복사, 공기 오염, 자동차 배기가스, 컴퓨터 전자파, 기름으로 볶을 때 나는 연기, 과일과 채소의 잔류 농약 등 곳곳에 공격성 강한 자유 라디칼이 존재한다.

일반적으로 체내에 자유 라디칼이 대량으로 늘어나는 요인으로는 2가지가 있다. 하나는 내인성 요인으로, 염증 등으로 인해 체내에서 자체 생성되는 경우이다. 다음으로는 외인성 요인으로, 외부에서(특히 식품 섭취를 통해) 체내로 직접 들어오는 것을 말한다.

내인성 요인

체내 자유 라디칼을 생성하는 여러 요인 중 염증은 상당히 중요하다. 병원균에 감염되어 병(감기 등)에 걸리거나 내상을 입거나 상초열과 염증이 발생하면, 끓는 물에서 기포가 쉼 없이 올라오듯이 산화의 고수인 자유 라디칼이 마구 생겨나 '불길'을 키워 염증을 악화시킨다.

이는 원래 염증이 질병 유발 인자를 발견한 면역 체계가 백혈구 등 '면역 경찰'을 보내 악당을 퇴치하는 과정이기 때문이다.

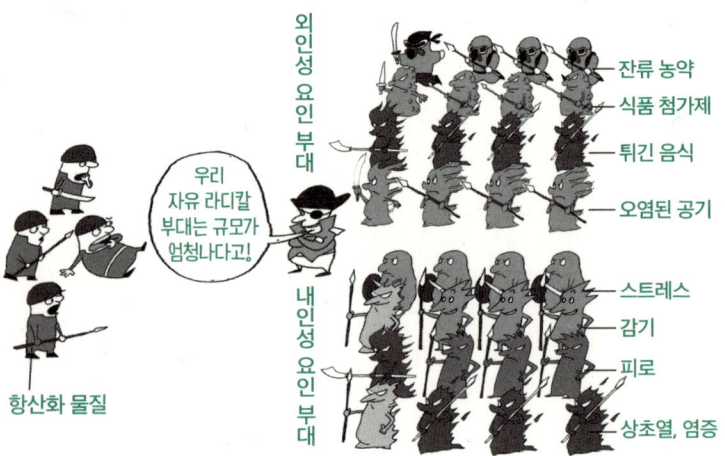

<그림 5-3> 몸속에 자유 라디칼이 생기는 내인성 요인과 외인성 요인

이 과정에서 종종 면역의 부산물인 자유 라디칼이 생기는데, 이것이 더 나쁜 상황을 부른다.

일단 세포를 떠났고, 통제력을 잃었으며, 전자 짝까지 없는 자유 라디칼은 몸속을 헤집고 다니다가 다른 안정된 분자의 전자를 빼앗으려 한다. 이때 염증 등 병증의 '도움'으로 자유 라디칼이 원래 안정되어 있던 세포 분자에게서 전자를 빼앗으면 그 세포도 '불온'해지기 시작해 제2, 제3의 자유 라디칼이 된다.

결국 자유 라디칼의 '도미노 효과'를 불러와 금세 대량의 자유 라디칼을 생성한다. 그러면 이 자유 라디칼이 다시 상초열을 일으켜 염증 반응을 악화시킨다. 이렇게 염증과 자유 라디칼의 악순환이 반복된다.

이 밖에 체내에 갑자기 대량의 자유 라디칼을 생성시켜 건강을 위협하는 요소로는 피로(수면 부족, 과로 등), 급성 스트레스(과도한 정신적 긴장, 지나친 스트레스 등)를 들 수 있다.

왜 잠이 부족하고 오랜 시간 긴장하거나 피로하면 상초열이 생길까? 사실 이는 우리 몸이 울리는 경종이다.

외인성 요인

염증 등 요인의 자극으로 자유 라디칼이 많아질 수도 있지만 식품, 특히 식용유를 통해 체내로 직접 유입될 수도 있다. 콩기름, 옥수수기름 등 일상적으로 쓰이는 식용유는 오메가6 불포화지방산이 풍부해 고온에서 불안정한 탓에 쉽게 산화돼 자유 라디칼을 생성한다.

음식을 볶거나 튀길 때 기름을 많이 쓰면 맛은 있을지 몰라도 병을 일으키는 자유 라디칼 또한 많아진다는 사실을 염두에 두어야 한다.

시중에 판매되는 튀긴 음식(꽈배기, 감자튀김, 치킨 등)은 온종일 같은 기름으로 튀겨내 자유 라디칼 양이 셀 수 없이 많고 발암물질(다환 방향족 탄화수소)까지 있을 수 있다. '건강과 장수를 위해 차와 싱거운 음식을 먹고', '생으로 먹을 수 있는 과일과 채소는 생으로 먹는 게 가장 좋은' 이유이다.

다만 채소와 과일을 생으로 먹을 때는 깨끗이 씻어야 한다. 요즘은 농작물을 기를 때 농약과 화학 비료를 많이 사용해 과실에 농약이 남아 있을 수밖에 없다. 잔류 농약을 씻어내지 않고 그냥 먹으면 당장 죽지는 않겠지만 그 즉시 체내 자유 라디칼이 증가

한다.

가공식품에는 방부제, 향미 증진제 등 각종 '제'가 들어 있는데, 우리 몸의 유전자는 이런 새로운 물질에 잘 적응하지 못하며 대량의 자유 라디칼을 생산해 상초열과 염증을 일으킨다. 또 이렇게 해서 생겨난 상초열과 염증은 더 많은 자유 라디칼을 만든다.

자유 라디칼의 공격은 노화를 부른다

우리 몸에는 자유 라디칼을 상대하고 중화하는 시스템이 따로 있지만 나이가 들면서 이런 시스템의 능력이 저하돼 노화를 막을 수 없게 된다. 지금까지 수많은 노화 관련 학설이 등장해 목소리를 냈는데, 그중 가장 주목받는 것 중 하나가 '자유 라디칼 노화 이론'이다. 이것만 보아도 자유 라디칼은 노화와 깊은 관련이 있음을 알 수 있다.

그렇다면 무엇을 통해 노화를 알 수 있을까? 바로 피부를 보면 쉽게 알 수 있다. 활발한 자유 라디칼은 몸속의 불포화 지방산과 결합해 체내 세포에 '갈색 물질'을 대량으로 축적한다. 만약 피부 세포에 축적하면 '검버섯'이라고 불리는 피부 반점이 형성된다.

또 자유 라디칼의 작용으로 콜라겐도 한데 몰려 활성이 떨어지고 탄성도 줄어들 뿐 아니라 수분을 흡수하고 유지하는 능력도 약해진다. 그 결과 피부 장력과 탄력이 저하되어 건조하고 거칠어짐으로써 주름이 생긴다.

이상은 겉으로 드러나는 노화의 특징이고 몸속에서 나타나는 수많은 노화 현상은 눈으로 확인할 수 없다. 자유 라디칼은 세포막부터 공격한다. 장기, 조직 세포의 세포막에는 오메가6 불포화 지방산 등 불안정한 물질이 존재해 자유 라디칼의 공격으로 전자를 잃기 쉽다. 그 결과, 정상 세포는 물론이고 장기도 노화되거나 약해지고 원래의 기능을 완전히 잃기도 한다.

더 심각한 점은 자유 라디칼이 DNA 분자까지 공격한다는 사실이다. 그러면 유전자 구조가 파괴돼 돌연변이가 생겨나 세포와 기관의 노화와 사망이 더 광범위하게 발생한다.

예를 들어 동작과 기억을 제어하는 뇌의 신경 세포가 자유 라디칼의 공격으로 적어지면, 지각과 기억력이 저하되고 동작이 느려지며 지적 장애까지 나타나 알츠하이머병으로 이어질 수 있다. 또 자유 라디칼이 안구의 수정체를 공격하면 망막 병증을 일으켜 노안, 백내장 등 노인성 시력 장애를 유발할 수 있다.

자유 라디칼이 너무 많으면 면역력이 약화된다

염증과 마찬가지로, 자유 라디칼도 면역 체계에서 없어서는 안 되는 존재다. 면역 체계가 우리 몸을 지키기 위해 싸우는 과정에서 자유 라디칼도 제 몫을 다하기 때문이다. 그러나 염증이 오래 지속되면 해로운 것과 마찬가지로, 자유 라디칼도 너무 많아지면 오히려 면역력을 파괴하고 건강한 세포를 마구 해친다.

이 문제를 이해하려면 면역력 불균형부터 이야기해야 한다. 나이와 상관없이 세포막이 자유 라디칼 등 병을 일으키는 인자에 의해 파괴되면 세포는 외부의 영양을 흡수하지 못하고 내부에서 생겨난 찌꺼기를 배출할 수도 없어 있으나 마나 한 '빈껍데기'가 된다. 더 중요한 점은 파괴된 세포(췌도 세포, 관절 세포, 신장 세포, 심근 세포 등)가 이상 물질을 생성해 스스로 면역 반응을 유발한다는 사실이다.

이 상황에서 면역 체계가 아군과 적군을 구분하지 못해 마구잡이로 죽이는 탓에 국부적으로 면역 기능의 통제 불능 사태가 발생한다. 이때 아군까지 '마구잡이로 죽이는' 것이 바로 자유 라디칼이다. 그 결과 홍반성 루푸스, 류머티즘성 관절염, 중증 근무력증 등 전신성 면역 질환이 발생한다.

이 밖에 꽃가루, 진드기 등 외부 자극도 면역 체계의 과민 반응을 유도해 정상 세포와 조직을 '공격'하는데, 이것이 요즘 흔한 '알레르기'이다. 이때도 자유 라디칼이 중요한 '도우미' 역할을 한다. 알레르기는 알레르기성 천식, 알레르기성 비염과 피부염 등 생활에 불편함을 주는 여러 질병을 불러온다.

심뇌혈관 질환의 도우미 역할을 하는 자유 라디칼

 2장에서 살펴봤듯이 혈관 내벽 세포의 내상은 관상 동맥 질환의 원인이 된다. 이 내상을 일으키는 주범에는 잘 알려진 콜레스테롤, 트리글리세라이드 외에 '자유 라디칼'도 있다.

 하나, 자유 라디칼은 혈액 속의 지질을 산화시킨 다음, 다시 혈관 내벽 세포를 함께 공격해 내벽 세포의 부종과 손상을 일으킨다. 이는 심뇌혈관 질환을 부를 수 있다.

 둘, 일부 지질은 자유 라디칼의 작용으로 손상된 혈관 내벽에 축적돼 동맥 경화를 일으킨다. 게다가 자유 라디칼에 의해 산화된 이 지질들은 혈액 응고를 돕는 혈소판을 불러 모은다. 그 결과, 혈류 속도가 느려지고 자유 라디칼이 계속 생겨나 동맥 경화가 더 심해진다.

 또 자유 라디칼이 갑자기 대폭 증가하면 혈관 경련과 수축이 발생해 혈류가 막히고 장기의 혈액이 부족해져 심근 경색이나 뇌졸중 등 심뇌혈관 질환이 발생할 수도 있다는 점도 큰 문제다. 그래서 혈압과 혈중 지질이 높으면 감정 기복을 줄이고 평정심을 유지하려고 노력해야 한다. 감정이 격해지면 자유 라디칼이 순간적으로 증가해 건강을 위협할 수 있기 때문이다.

자유 라디칼은
당뇨병의 발병에도 영향을 미친다

만약 자유 라디칼 등 질병을 유발하는 인자가 췌장의 췌도 세포에 내상을 일으켜 췌도 세포가 제대로 자라지 못하게 하거나 일찍 죽게 만들면, 인슐린 분비에 문제가 생겨 당뇨병이 발생할 수도 있다.

사실 췌도 세포에는 자유 라디칼만 골라서 없애는 시스템이 있어서 정상 세포는 웬만해서는 자유 라디칼의 침해를 받지 않는다. 그러나 면역 체계가 흔들리면 췌도 세포가 쉽게 손상돼 자유 라디칼을 없애는 능력도 현저히 저하된다.

대량의 자유 라디칼이 췌도(랑게르한스섬)에 모이면 췌도 세포를 파괴하고 인슐린 분비에 영향을 미쳐 결국 1형 당뇨병을 유발한다. 게다가 자유 라디칼은 혈당이 옮겨가는 근육과 지방 세포를 망가뜨려 2형 당뇨병까지 유발한다.

암세포의 활동을 돕는 자유 라디칼

익히 알려진 대로 다환 방향족 탄화수소, 니트로사민 등은 발암 물질이다. 그런데 이런 발암 물질은 직접적으로 정상 세포를 암세포로 변화시키는 게 아니라 체내 대사 과정에서 활성화되어 활동적인 자유 라디칼로 변한 뒤에야 인체에 영향을 미친다.

하나, 자유 라디칼은 정상 세포 속 DNA 분자와 결합해 DNA의 정상적인 기능을 파괴해 암세포로 전이시킨다.

둘, 이렇게 생성된 암세포도 성장하려면 영양과 에너지가 필요하다. 영양을 공급받지 못하면 죽기 때문에 암세포는 충분한 영양을 얻기 위해 탐욕스럽고 공격적인 본성을 드러내며 공격을 시작한다.

암세포는 장기 조직을 선택해 연결된 혈관을 타고 해당 장기 조직을 포위하고 점령하는데, 대량의 암세포가 한데 모이면 종양을 형성하고 이 장기 조직이 영양을 흡수하는 일 등 정상적인 기능을 막는다.

이 과정에서 자유 라디칼은 혈관 속의 일부 세포와 결합해 원래 '자는' 중이던 나쁜 인자를 '깨워' 암세포의 에너지 흡수를 도와 암세포의 성장을 촉진한다.

셋, 암세포는 빠르게 증식하기 때문에 점령한 장기가 더 이상 암세포의 요구를 충족시키지 못하면 곧바로 다른 장기를 노린다. 그런데 암세포가 원한다고 해서 아무렇게나 옮겨갈 수 있는 것은 아니다. 이를 위해서는 혈관이 '길'을 놓아줘야 한다. 길이 없으면 자유 라디칼이 혈관 재생을 자극해 암세포가 옮겨갈 수 있는 길을 만들어 암세포의 전이 경로가 늘어나게 된다.

또 길이 끊기면 자유 라디칼이 혈관 투과성을 높여 원래 촘촘히 늘어선 혈관 세포를 느슨하게 만들어 암세포의 통과를 돕는다. 그 결과, 암세포는 신체 여러 부위를 수월하게 침략하고 공격할 수 있다.

자유 라디칼을 중화하는 '천연 소화기', 항산화 물질

자유 라디칼은 안 끼는 데가 없다. 병이 났을 때나 밥을 먹을 때나, 부르지도 않았는데 어김없이 찾아온다. 이처럼 자유 라디칼은 노화, 면역 질환, 심뇌혈관 질환, 당뇨병, 심지어 암 발생과도 밀접한 관계가 있다.

그렇다면 자유 라디칼을 굴복시킬 수는 없는 걸까? 물론 아니다. 화장품 광고를 보면, 초과 산화물 불균등화 효소(superoxide dismutase), 비타민 C, 비타민 E 등의 이름이 자주 등장한다. 이들은 자유 라디칼을 없애고 손상된 피부를 회복시키는 항산화 물질들이다.

항산화 물질은 자유 라디칼을 없애 젊음과 건강을 지킨다. 상초열을 일으키는 자유 라디칼을 활활 타오르는 불에 빗대면, 항산화 물질은 이 불을 끄고 원래의 평온한 상태로 되돌리는 소화기라고 할 수 있다.

항산화 물질은 피부가 자유 라디칼이 일으키는 산화에 맞설 수 있게 도와주는 화장품의 원료로도 쓰이지만 우리 주변에서도 쉽게 찾아볼 수 있다. 그중 비타민 C, 비타민 E, 베타카로틴 및 셀레늄은 항산화 능력이 탁월한 '4대 항산화 물질'로 꼽힌다. 이 4대 항산화 물질이 함유된 주요 식품은 다음과 같다.

<표 5-1> 4대 항산화 물질이 함유된 주요 식품

4대 항산화 물질	주요 식품
비타민 C	감귤류, 녹색 잎채소(시금치 등), 딸기, 피망, 브로콜리, 배추, 감자
비타민 E	통곡물(잡곡), 녹색 잎채소(시금치 등), 밀배아, 씨앗, 견과, 유채유, 간유
베타카로틴 (비타민 A)	당근, 단호박, 브로콜리, 감자, 토마토, 적양배추, 하미과, 복숭아
셀레늄	생선, 새우 등 해산물, 돼지고기, 소고기, 양고기, 닭고기 등 육류, 곡물, 알류, 마늘

비타민 C는 '아스코르브산'이라고도 불린다. 이렇게 불리는 이유는 비타민 C가 강력한 항산화 물질이면서 물에 녹는 특성이 있어 혈액을 타고 흘러가 온몸 구석구석에 있는 자유 라디칼에 맞서기 때문이다. 게다가 비타민 C는 정의롭기까지 해 자유 라디칼이 비타민 E에게서 빼앗은 전자를 다시 비타민 E에게 돌려준다. 그래서 비타민 E도 비타민 C에 협력해 항산화 작용을 한다.

비타민 E는 주로 세포막 안에 분포하며 세포를 보호하고 세포의 정상적인 기능을 유지한다. 그 덕분에 백혈구 등 면역 경찰이 체내에 '불'이 나지 않게끔 제 역할을 할 수 있다. 또 오메가6 등의 불포화 지방산도 자유 라디칼에 의해 산화되지 않게 하여, 혈중 지질이 혈관 내벽의 손상된 곳에 모이지 않게 막아 혈관이 막히거나 굳어지지 않게 함으로써 심뇌혈관 질환을 예방한다.

섭취량과 관련해서 말한다면, 비타민 C는 수용성이라 많이 섭취해도 몸속에 저장되지 않고 밖으로 배출되므로 수시로 보충하되, 과다 섭취하면 어차피 배출되므로 매회 적당히 섭취한다.

비타민 C와 달리 비타민 E는 물이 아니라 기름에 녹는 지용성이라 저장하기 쉽고 산화되더라도 비타민 C를 충분히 섭취하면 환원되므로, 비타민 C처럼 수시로 보충하지 않아도 된다. 그러나 흡연자라면 항산화 기능을 가진 비타민(비타민 A, 비타민 C, 비타민 E 등)을 더 많이 섭취하는 것이 좋다.

다음으로 베타카로틴에 대해 알아보겠다. 베타카로틴을 섭취해야 한다는 사실은 알지만, 정작 왜 섭취해야 하는지는 모르는 경우가 많다. 베타카로틴은 강력한 항산화 기능을 가지고 있는데, 불포화 지방산의 산화로 발생하는 연쇄 반응을 차단해 심뇌혈관 질환 및 암 발생을 막는 동시에, 안구 세포의 산화를 막아 백내장 등 안과 질환을 예방한다.

또 베타카로틴은 몸속에서 비타민 A로 전환되어 야맹증 등 비타민 A 결핍증을 줄이고, 비타민 A를 단독으로 과다 섭취했을 때 생길 수 있는 메스꺼움, 탈모, 졸음 등 중독 증상을 없앤다.

셀레늄은 미네랄의 일종으로, 직접적인 항산화 작용을 통해 세포가 자유 라디칼에서 벗어나게 하지는 않으나 몸속의 초과 산화물 불균등화 효소가 항산화 작용을 할 때 강력한 도움을 준다.

콩, 차, 포도에 함유된 플라보노이드라는 페놀산도 강력한 항산화 물질이다. 그러므로 콩류를 자주 섭취하고 차와 와인을 자주 마시면 건강에 도움이 된다.

앞서 언급한 자유 라디칼에 맞서는 항산화 물질을 통해 몸 안팎에서 자유 라디칼을 몰아내 내상과 염증 발생을 줄이면, 즉 몸에서 '불이 나는' 상황을 피하면, 균형적인 상태를 회복할 수 있다.

건강 가이드

조리 방식이 식품의 항산화 물질에 미치는 영향

조리 방식에 따라 식품의 영양은 각기 다른 영향을 받는다.

☑ **찌기(찜)** 식품의 영양소를 가장 잘 보존할 수 있는 조리법이다. 식품의 색은 물론이고 영양 구조까지 가장 완전하게 보호된다.

☑ **삶기** 삶기도 식품의 색을 비교적 잘 보존할 수 있는 조리법이며, 과도한 자유 라디칼을 생성하지 않는 방법이다. 그러나 너무 오래 삶으면 채소에 함유된 많은 영양소(당근 속 비타민 A 등)가 물속으로 유실된다. 또 삶기는 비타민을 파괴한다. 음식을 삶으면 비타민 B군은 40%, 비타민 C는 70%가 파괴된다.

게다가 재료를 너무 잘게 자르면 음식과 물의 접촉면이 커져 영양소가 더 많이 파괴되고 유실된다. 따라서 재료를 잘게 자르지 않고 오래 삶지 않으며 가능한 한 음식을 삶은 물까지 같이 섭취하도록 한다.

☑ **오래 끓이기** 앞서 말한 삶기처럼 오래 끓이기의 장점은 많은 영양소가 모두 국물에 모인다는 점이다. 또 단백질, 식이 섬유 등의 영양소가 소화되기 쉬운 형태로 분해된다. 그러나 너무 오래 끓이면 비타민 B군과 비타민 C가 파괴되므로 센불보다는 약불에서 끓이는 것이 좋다.

☑ **튀기기** 식감이 살고 풍미가 좋아지기 때문에 널리 사랑 받는 조리법이다. 그러나 식품 속 항산화 물질을 파괴할 뿐 아니라 자유 라디칼은

물론이거니와 발암 물질까지 증가시킨다.

 튀기기에는 기름이 많이 쓰이며, 이때 식품은 매우 높은 온도에서 조리된다. 고온은 식용유를 산화시켜 자유 라디칼, 심지어 발암 물질까지 발생시킨다. 게다가 고온은 식품 속 항산화 물질을 파괴하고 각종 비타민 함량을 낮춘다. 예를 들어 육류에 비교적 많이 존재하는 비타민 B군은 튀기는 과정에서 30~40%가 줄어든다.

 ☑ **볶기** 중국 요리에서 가장 흔한 조리법이다. 볶기는 기름을 덜 쓰고 조리 온도도 비교적 낮아 튀기기보다는 낫다. 적정량의 기름을 사용하고 조리 도중 음식을 자주 뒤집어 열을 골고루 가하는 것이 좋다.

 ☑ **전자레인지로 익히기** 전자레인지로 음식을 익힐 때 발생하는 온도는 매우 높다. 단시간 가열은 식품에 별다른 영향을 주지 않지만, 오랜 시간 가열하는 경우, 특히 기름 함량이 많은 식품을 오랜 시간 가열하면 자유 라디칼이 많이 생기므로 장시간 가열은 피하는 것이 좋다.

 ☑ **굽기** 튀기기와 마찬가지로 식감이 좋다는 장점이 있지만 육류 속 비타민 B군을 심각하게 파괴한다. 그러나 이보다 더 심각한 문제가 있다. 굽기는 음식을 불에 직접 익히는 조리법이며 그 과정에서 연기가 발생한다. 고온이 발생시킨 자유 라디칼과 발암 물질이 고기에 달라붙어 그대로 체내로 들어오게 된다.

 ☑ **생식** 채소, 과일, 견과 등 날것으로 먹을 수 있는 것은 되도록 그대로 먹음으로써 영양소 섭취를 극대화한다.

건강 Q&A

Q1 항산화 물질 함량이 높은 과채는?

항산화 물질 함량이 비교적 높은 과채는 다음과 같다.

<표 5-2> 항산화 물질 함량이 비교적 높은 과채(내림차순)

순서	식품 이름	순서	식품 이름
1	붉은팥(말린 것)	11	딸기
2	빌베리	12	홍사과
3	붉은강낭콩	13	청사과
4	새알콩	14	피칸(히코리)
5	재배한 블루베리	15	스위트체리
6	넌출월귤	16	블랙베리
7	아티초크	17	고구마
8	검은 자두	18	검은콩(말린 것), 두시
9	건자두	19	자두
10	복분자	20	갈라사과

Q2 채소는 반드시 날것으로 먹어야 할까?

이 질문은 단순하게 '그렇다', '아니다'로 답하기가 곤란하다. 그러나 영양학계가 식품을 익히기 전후의 영양 성분을 비교한 결과를 보면 답을 얻을 수 있다. 채소를 익히면 매우 중요한 비타민 2가지, 즉 엽산과 비타민 C 손실이 발생하는데 손실률이 10~75%에 달한다. 또 비타민 A 함량도 감소한다.

미국 농무부 자료에 따르면, 양파를 익히면 비타민 C와 엽산 함량이 20% 감소하고, 당근을 익히면 비타민 C가 75%, 엽산이 약 1%, 비타민 A가 13% 줄어든다. 피망을 익히면 비타민 C가 17%, 엽산이 27%, 비타민 A가 6% 줄어든다. 이처럼 채소마다 생으로 먹을 때와 익혀 먹을 때의 영양 함량 변화가 다르다.

단, 토마토와 시금치는 예외이다. 토마토를 익히면 비타민 A와 비타민 C 함량이 오히려 늘어난다. 또 시금치를 익히면 비타민 A 함량이 22%나 증가한다. 하지만 비타민 C와 엽산은 크게 줄어들어 비타민 C는 65%, 엽산은 25%가 감소한다.

일반적으로 채소를 익히면 비타민이 손실되는 것은 맞지만 대신 장에서 흡수가 잘된다. 또 일부 채소(특히 토마토와 같은 붉은색 채소)는 열을 가해야만 나오는 물질을 함유하고 있다(단, 장시간 가열하면 이런 유익한 물질도 손실될 수 있다).

Q3 종합 비타민제를 따로 챙겨 먹어야 할까?

종합 비타민제에 관해서는 의견이 분분하다. 꼭 먹어야 한다는 사람도 있고 음식으로 충분히 섭취할 수 있으므로 따로 챙겨 먹을 필요가 없다는 사람도 있다. 사실 '먹어야 한다', '먹으면 안 된다', 둘 중 양자택일할 필요 없이 개인의 건강 상태에 따라 판단하면 된다. 다만 전반적으로 보았을 때는 안 먹는 것보다 먹는 것이 낫다.

왜 종합 비타민제를 먹어야 할까? 우리가 일상적으로 먹는 음식에는 다양한 비타민과 미네랄이 함유되어 있지만, 인체에 필요한 비타민과 미네랄이 모두 들어 있는 식품은 없다. 그래서 다양한 음식을 섭취해야 한다. 어떤 음식이라도 가리지 않고 먹는 것이 한 가지 음식만 먹는 것보다 낫다.

그러나 음식을 가리지 않고 골고루 먹는 사람이든 입맛이 까다로운 사람이든, 모든 비타민을 다 섭취하기란 어렵다. 물론 전자가 후자보다는 이 목표에 더 가까이 다가갈 수 있기는 하다.

정리하자면, 건강 증진 차원에서 종합 비타민제를 통해 인체에 필요한 비타민을 충분히 공급할 필요가 있다. 다만 '과유불급', 즉 '지나치면 모자라는 것만 못하다'는 사실을 명심해야 한다.

Q4 비타민제를 먹으면 아무 음식이나 마음껏 먹어도 될까?

각종 비타민제를 먹고 있으니 나머지 음식은 마음대로 먹어도 된다고 생각하는 사람이 있다. 부족한 영양소는 비타민제를 통해 보충하면 그만이라고 생각해 음식을 골고루 먹는 대신 아무거나 먹고 싶은 대로 먹는 것이다.

이는 매우 잘못된 생각이다. 종합 비타민제는 일부 주요한, 인체가 필요로 하는 양이 밝혀진 비타민만 추출한 것으로, 다른 수많은 미량원소는 그 작은 알약 속에 담기지 않았다. 그러므로 인체에 필요한 갖가지 영양을 보충하기 위해서는 다양한 음식을 골고루 먹는 것이 좋다.

Q5 비타민을 따로 보충해야 하는 사람은?

보통 사람은 비타민 및 미네랄 결핍 증세를 보이지 않는다. 그러나 여성, 어린이, 노인은 결핍증에 걸리기 쉬우므로 따로 비타민제를 보충해야 한다.

임산부와 수유부는 엽산 등 태아와 영아에게 공급할 비타민이 많이 필요하다.

모유를 먹는 영아에게 가장 필요한 영양소는 비타민 D와 철분이며 다른 비타민도 적절히 보충해주어야 한다. 모유 대신 분유를 먹는다면 분유에는 이미 비타민이 풍부하게 첨가돼 있으므로 따로 보충할 필요가 없다. 물론 이는 분유의 종류에 따라 다르며 분유는 생우유로 대체할 수 없다.

그렇다고 해서 분유가 모유보다 낫다고 볼 수는 없다. 모유에는 분유에 없는 수많은 영양소가 함유돼 있기 때문이다. 아기가 자라면서 모유나 분유에서 일반식으로 옮겨가는 동안에는 음식을 통해서는 영양소를 충분히 섭취하기가 쉽지 않다. 따라서 이 기간에는 필요한 비타민을 적절히 보충해주어야 한다.

노인은 신진대사, 섭식, 소화 등 여러 부분이 이전과는 다르므로 두뇌 건강을 위해 칼슘, 비타민 B군 등을 섭취해야 한다.

소화, 흡수 등의 문제가 있는 환자는 비타민을 적절히 보충해야 한다. 구체적으로 필요한 비타민의 종류는 담당 의사가 알려줄 것이다.

물론 건강한 성인도 비타민과 관련한 검사를 받고 본인에게 필요한 비타민을 섭취할 수 있다.

Q6 비타민도 중독될까?

비타민 A와 비타민 D는 지나치게 섭취하면 중독된다는 사실을 강조하고 싶다. 비타민 A에 중독되면 초조, 발열, 뼈의 통증 등의 증상이 나타난다. 비타민 D에 중독되면 식욕이 없어지고 비타민 D가 신장에서 대사되는 까닭에 신장 결석 또는 신장 기능 장애 등이 생길 수 있다.

Q7 노년층이 알츠하이머병에 걸리는 이유는?

신경계의 만성 염증은 알츠하이머병을 일으키는 중요한 요인인데 이 만성 염증을 일으키는 원흉은 자유 라디칼일 가능성이 크다. 만성 염증은 자유 라디칼과 함께 뇌신경 세포를 더 파괴해 세포 기능을 망가뜨리고 기억력과 지능을 저하시킨다.

나이가 들면서 인체의 자유 라디칼 자체 제거 능력도 저하돼 세포가 자유 라디칼에 의해 파괴되고 신경계에 만성 염증이 발생할 위험도 커진다. 노년층이 알츠하이머병에 취약한 것도 이 때문이다.

그러나 노년층이 다 알츠하이머병에 걸리지는 않는다. 그러므로 노년층은 특히 알츠하이머병을 예방하고 발병 시기를 늦추기 위해서 자유 라디칼을 줄이는 데 신경 써야 한다.

5장 핵심 내용

1 자유 라디칼은 짝을 이루지 않은 전자를 가진 물질이자 신체 산화 과정의 부산물이다.

2 몸속에 자유 라디칼이 대량으로 늘어나는 요인은 2가지이다. 하나는 내인성 요인으로서 염증 등으로 인해 체내에서 자체적으로 생성되는 것이다. 다른 하나는 외인성 요인으로서 외부, 특히 식품을 통해 체내로 직접 들어오는 경우를 말한다.

3 자유 라디칼은 세포와 DNA 분자를 망가뜨리고 염증과 악순환을 형성해 면역 체계를 불균형하게 만들고 심뇌혈관 질환, 당뇨병, 심지어 암 등 심각한 질환까지 발생시킨다.

4 신선한 과일과 채소에 풍부한 항산화 물질은 자유 라디칼의 천적이다. 그중 비타민 C, 비타민 E, 베타카로틴과 셀레늄은 가장 효과가 탁월한 '4대 항산화 물질'이다.

5 관련 자료에 따르면, 항산화 물질 함량이 가장 높은 과채는 붉은팥, 빌베리, 붉은강낭콩이다.

❻ 지방을 줄이는 보물, 오메가3 불포화 지방산

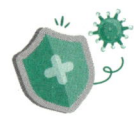

'지방산'은 흔히 말하는 '지방 또는 기름'을 이루는 주요 화학 성분이다. 그중 체내 합성 가능 여부에 따라 우리 몸이 스스로 합성할 수 없어서 반드시 식품을 통해 섭취해야 하는 지방산을 '필수 지방산'이라고 부른다.

필수 지방산은 크게 오메가3 불포화 지방산과 오메가6 불포화 지방산으로 나뉜다. 오메가6 불포화 지방산은 염증을 유발하고 오메가3 불포화 지방산은 염증을 억제하는 등, 기능적인 면에서 상반되는 면이 있으나 신체 기능의 균형을 유지하는 데는 두 지방산이 똑같이 중요한 역할을 한다.

그러나 오메가3 불포화 지방산이 함유된 식품이 적은 데다 오메가3 불포화 지방산은 매우 불안정해 가공 도중 쉽게 파괴되기 때문에 오늘날에는 식품 속 오메가3 불포화 지방산 함량이 점점 줄고 있다(〈그림 6-1〉 참고).

반면에 오메가6 불포화 지방산의 공급원은 매우 많고 식품 속 오메가6 불포화 지방산 함량이 점점 늘고 있다. 그 결과, 현대인의 신체 기능은 점점 불균형해지고 있다.

<그림 6-1> 감소 추세를 보이는 오메가3 불포화 지방산 함유 식품

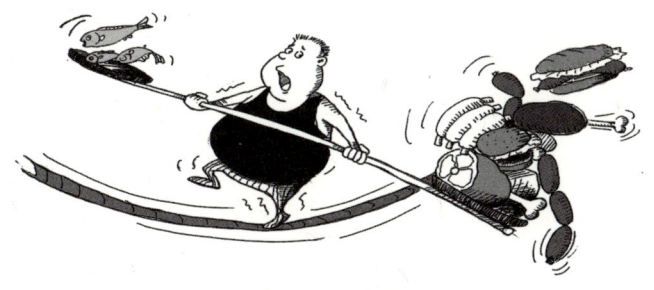

오메가3 불포화 지방산이란?

오메가3 불포화 지방산의 이름과 구조

왜 이런 이름을 갖게 된 걸까? 이유는 오메가3 불포화 지방산의 구조를 보면 알 수 있다.

오메가3 불포화 지방산은 탄소-탄소가 연결된 긴 사슬 구조이며, 수소 원자와 산소 원자가 연결되어 있다. 이 긴 사슬에는 머리와 꼬리가 있으며, 3~6개의 불포화 결합(이중 결합)이 일정한 간격을 두고 그 안에 늘어서 있어 '불포화 지방산'이라고 불린다. 여기서 이중 결합들이 지방산의 활성을 결정하는 중요한 역할을 한다.

그리스어로 '오메가(ω)'는 '끝'을 의미한다. 탄소 사슬의 끝에서 세 번째 탄소에서부터 이중 결합이 시작된다는 뜻에서 이런 영양 물질을 '오메가3 불포화 지방산'이라고 부른다.

오메가3 불포화 지방산의 중요성

'오메가'라는 말을 들으면 세계적인 명품 시계가 떠오를지도 모르겠다. 사실 이 물질은 그 명품 시계 못지않은 명품이다. 우리의 생명과 건강에 중대한 영향을 미치기 때문이다.

대뇌 세포, 망막, 심장 조직, 정액 및 모유 속에는 오메가3 불포화 지방산이 대량(총 지방산 함량의 약 30%)으로 존재한다(〈그림 6-2〉 참고). 사람의 일생을 돌아보면, 조그마한 수정란일 때부터 백발이 성성한 노인이 될 때까지 오메가3 불포화 지방산이 늘 함께함을 알 수 있다.

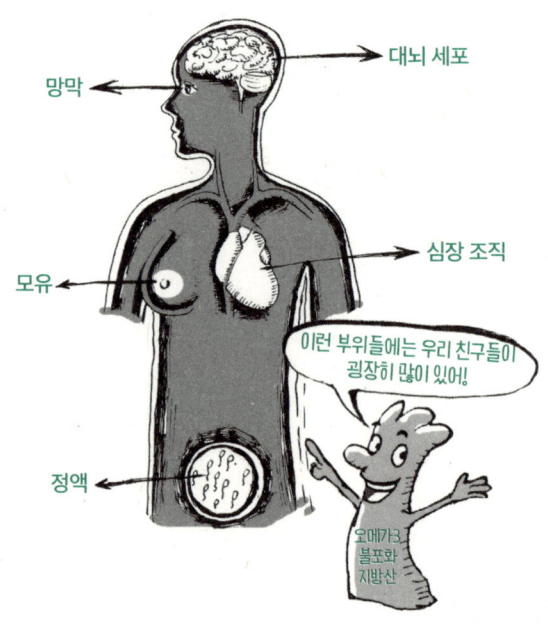

〈그림 6-2〉 인체의 오메가3 불포화 지방산 함량 분포

1970년대에 오메가3 불포화 지방산이 건강에 미치는 작용이 밝혀진 이후로 나온 관련 논문만도 약 6만 편에 이른다.

또한 이에 관한 연구도 이미 영양에서 치료 영역으로 확대돼 심뇌혈관 질환, 암, 당뇨병, 신장병, 류머티즘, 우울증, 치매 및 각종 염증 등 100여 가지 질병과 관련된 연구가 진행 중이다. 오메가3 불포화 지방산은 이미 세계에서 가장 광범위하고 심도 있게 연구되는 영양소 중 하나가 되었다.

이보다 중요한 사실이 있다. 인류의 유전자가 성공적으로 진화한 이후에 기나긴 시간 동안, 오메가3 불포화 지방산이 오메가6 불포화 지방산과 함께, 신체 기능의 균형을 유지하는 데 중요한 양대 축을 맡아왔다는 것이다.

그러나 현대 사회에서는 동물 사육 방식이 방목에서 축사 사육으로 바뀌고, 사료도 천연 식품에서 오메가6 불포화 지방산을 다량 함유한 곡물로 바뀌었다. 식품 가공업의 비약적인 발전은 식품 성분의 변화를 불러왔고, 특히 불안정한 오메가3 불포화 지방산을 파괴했다.

식습관이 변하고 식물성 기름을 과도하게 섭취하면서 체내의 오메가6 불포화 지방산 양도 증가했다. 그 결과, 신체의 균형이 깨지면서 여러 가지 병증이 나타날 토대가 마련되었다.

하버드대학교 의학전문대학원 지질연구센터는 다양한 식품에 함유된 불포화 지방산에 대한 실험을 진행했다. 연구자는 시장에서 고기(축사에서 사육한 소고기, 닭고기, 돼지고기), 달걀, 가공식품(마요네즈 등) 및 식용유(옥수수기름과 카놀라유) 등의 식품을 고르고, 야생에서 천연 식물(풀, 나뭇잎, 산나물 등)을 채집했으며, 몇몇 곤충을 잡았다.

그 결과, 시장에서 구입한 식품은 오메가6 불포화 지방산 함량이 전체 지방량의 30~60%에 달할 정도로 높은 데 반해, 오메가3 불포화 지방산 함량은 전체 지방량의 1~5%로 극히 낮았고 심지어 0%인 경우도 있어, 오메가6 불포화 지방산과 오메가3 불포화 지방산의 비율이 12~30 대 1에 달했다.

반면에 야생 동식물의 경우, 오메가3 불포화 지방산 함량은 30~60%나 되고 오메가6 불포화 지방산 함량은 10~20%에 그쳐 오메가6 불포화 지방산과 오메가3 불포화 지방산의 비율이 0.3~1 대 1이었다.

실험 결과에서 알 수 있듯이, 현대인은 자연이 준 건강식품을 적극적으로 섭취하는 대신에 오메가6 불포화 지방산 함량이 높고 건강에 좋지 않은 식품을 인위적으로 만들고 선택하고 있다.

식품 속 오메가3 불포화 지방산

식품 속에 존재하는 오메가3 불포화 지방산은 주로 다음 3가지로 나눌 수 있다.

- 알파리놀렌산(α-linolenic acid, ALA)
- 에이코사펜타에노산(eicosapentaenoic acid, EPA)
- 도코사헥사에노산(docosahexaenoic acid, DHA)

ALA, EPA, DHA 모두 오메가3 불포화 지방산이지만, 그 효능과 함유된 식품이 다르다. 그중 상대적으로 안정적이고 보존이 쉬운 ALA가 식품 첨가제로 많이 쓰이는데, 오메가3 불포화 지방산의 효능은 주로 EPA와 DHA에서 나온다.

다 같은 오메가3 불포화 지방산인데 왜 종류에 따라 효능이 다를까? 각 분자식에서 탄소와 이중 결합 개수를 보면 각각의 길이를 알 수 있는데, 길이가 길수록 활동성이 강하다. DHA는 탄소 개수 22개로 가장 길고, EPA는 탄소 개수 20개로 두 번째로 길며, ALA는 탄소 개수 18개로 가장 짧다.

'엔산(enoic acid)' 앞에 붙는 숫자로 이중 결합 개수를 알 수 있으며, 이중 결합 개수가 많을수록 활동성이 강하다. DHA는 이중 결합 개수가 6개('hexa-'는 6을 뜻함)로 가장 많고, EPA는 5개('penta-'는 5를 뜻함), ALA는 3개(ALA는 octadecatrienoic acid로도 불리며, 여기서 'tri-'는 3을 뜻함)이다. 이를 통해 DHA, EPA, ALA의 활동성을 비교할 수 있다.

다행히 ALA는 체내에서 EPA나 DHA로 전환되어 인체에 흡수되거나 이용될 수 있다. 그러나 전환율이 5% 미만이고 전환 속도가 매우 느려(〈그림 6-3〉 참고) 인체의 필요량을 채우기는 어렵다.

따라서 오메가3 불포화 지방산 식품을 선택할 때는, 식품 속에 함유된 오메가3 불포화 지방산의 종류를 먼저 파악해야 한다. 일반적으로 채소, 과일, 씨앗, 견과 등 식물성 식품에는 ALA만 있고 EPA와 DHA는 없다. 생선, 새우 등 해산물과 심해

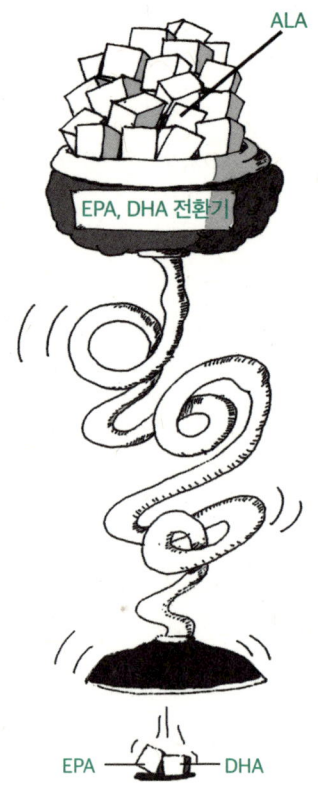

<그림 6-3> ALA는 EPA와 DHA로 전환되는 속도가 매우 느리다.

어유는 EPA와 DHA의 주요 공급원이다.

일부 바다와 강이 오염되면서 생선도 더 이상 안전한 먹거리라고 보기 어렵다. 그런 점에서 고순도의 심해어유가 오메가3 불포화 지방산을 보충하는 좋은 선택지라고 볼 수 있다.

오메가6 불포화 지방산과 오메가3 불포화 지방산은 서로 맞서는 성질이 있다. 오메가6 불포화 지방산을 과다 섭취하면, 오메가3 불포화 지방산의 효과가 드러나지 않는다. 따라서 오메가3 불포화 지방산 함유 식품을 고를 때는 오메가6 불포화 지방산 함량이 낮은 식품을 골라야 한다.

혈중 지질 수치를 낮추는 '지방'

지방의 좋고 나쁨을 결정하는 요소는 지방산이다. 과다한 포화 지방산(지방이 많은 돼지고기, 소고기, 양고기 및 유제품)과 트랜스 지방산(감자튀김, 감자칩, 크림 등 가공식품)은 '나쁜 지방'에 속한다. 이런 나쁜 지방은 체중을 늘리고 복부 비만을 부르며, 혈중 지질 농도를 높여 혈액을 끈적하게 만들고 혈압을 높여 심뇌혈관 질환을 유발한다.

반면에 높은 혈중 지질 수치를 낮추는 신기한 지방산이 있다. 바로 오메가3 불포화 지방산이다.

이름에서 알 수 있듯이 '고지혈'은 혈액 속에 트리글리세라이드나 콜레스테롤 등의 양이 너무 많은 상태를 말한다. 사람의 혈액에는 지방을 운반하는 '지단백질'이 있는데 이 지단백질이 부지런히 제 일을 한 덕에 혈중 지질의 균형이 유지된다.

그런데 지단백질 중에는 근면하고 성실한 것도 있지만 태만한 것도 있다. 크기가 작은 고밀도 지단백 콜레스테롤(HDL 콜레스테롤)은 아주 부지런해 잠시도 쉬지 않고 지방을 운반하기 때문에 '좋은 콜레스테롤'이라고 불린다.

반면 크기가 큰 저밀도 지단백 콜레스테롤(LDL 콜레스테롤)은 그야말로 사고뭉치다. 혈관 내벽 염증 등 질병 유발 인자가 만든 '들뜬 부위'나 '갈라진 틈'에 혹해 그곳에 자리를 잡고 트리글리세라이드와 염증 세포 등의 물질을 모아 죽과 같이 끈적한 덩어리 상태의 죽종을 만들어 혈관을 막는다. 그래서 LDL 콜레스테롤은 '나쁜 콜레스테롤'이라고 불린다.

이런 상황이 닥치면 오메가3 불포화 지방산이 활약하기 시작한다. EPA와 DHA는 트리글리세라이드의 합성을 억제하고 '좋은 콜레스테롤'과 힘을 합쳐 혈관 벽에 쌓인 지방을 없앤다. 또한 질병 유발 인자가 혈관 내벽을 파괴하지 못하게 막고 혈관 벽에 지방이 쌓이지 않게 한다. 그래서 오메가3 불포화 지방산을 '혈관 청소부'라고도 부른다.

많은 연구 결과, 트리글리세라이드 수치가 높은 사람이 매일 EPA와 DHA를 3~4g 보충하면 트리글리세라이드 수치가 30~50% 감소했다는 사실을 알아냈다. 또 미국 식품의약국(FDA)은 오메가3 불포화 지방산을 트리글리세라이드 수치를 낮추는 약물로 승인했다. 이러한 내용으로 보건대, 오메가3 불포화 지방산은 혈중 지질 수치를 낮추는 '좋은 지방'임을 알 수 있다.

심뇌혈관 질환에 맞서 건강을 지킨다

하버드대학교 의학전문대학원이 9만 8,462명을 대상으로 실행한 연구 결과, 오메가3 불포화 지방산 섭취량이 많을수록 관상 동맥 질환 발병률이 낮았다.

다시 말해 오메가3 불포화 지방산은 관상 동맥 질환을 예방하는 데 효과가 있다. 어떻게 관상 동맥 질환을 예방할까? 사실 오메가3 불포화 지방산은 혈중 지질 수치와 혈압, 혈액 점도를 낮추고 항염 작용을 하므로 심뇌혈관 질환의 예방과 치료에 효과가 있다.

앞 장에서 살펴봤듯이 심뇌혈관 질환은 대개 다음과 같이 만성 염증으로 인해 생긴다. 일단 고지혈증이 만성 염증을 일으키고, 고지혈증과 만성 염증 등 질병 유발 인자가 돌아가며 혈관 내벽을 공격해 더 큰 손상을 입힌다. 그러면 혈액 속의 '해로운 물질(나쁜 콜레스테롤, 트리글리세라이드 등)'이 피를 응고시키는 혈소판과 결합해 손상된 부위에 혈전을 형성함으로써 결국 심뇌혈관 질환을 일으킨다.

고혈압도 심뇌혈관 질환을 유발하는 요인이다. 거대한 파도가 해안가 바위를 거세게 때리듯 고혈압은 혈관 내벽을 사정없이 때린다. 거듭된 충격에 혈관 내벽은 너덜너덜 만신창이가 된다. 그 결과, 혈관이 점점 딱딱하고 파삭해지다가 파열되면서 심뇌혈관 질환이 발생한다. 정리하자면 고지혈증, 고혈압은 혈전을 유발하고 심뇌혈관 질환을 일으키는 직접적인 원인이다.

그런데 오메가3 불포화 지방산의 EPA와 DHA는 트리글리세라이드와 '나쁜 콜레스테롤' 수치를 낮추고 '좋은 콜레스테롤' 수치를 높여 혈중 지질 수치를 낮춘다. 또 EPA와 DHA는 솜씨 좋은 '기술자'이기도 해서 혈관 내벽의 파손된 '들뜬 부위'나 '갈라진 틈'을 제때 복구해 '나쁜 콜레스테롤'이 사고 칠 틈을 주지 않는다.

그뿐만 아니라 혈관 내벽 세포 보호, 혈관 탄력 회복, 혈관 이완, 혈소판 결집 억제 등을 통해 혈중 지질 수치를 낮추는 동시에 혈압까지 낮춰 혈전의 형성을 막는다. 이렇게 오메가3 불포화 지방산은 심뇌혈관 건강을 수호한다.

게다가 오메가3 불포화 지방산은 부정맥을 방지해 돌연사를 예방한다. 하버드대학교 의학전문대학원의 연구에 따르면, 체내 오메가3 불포화 지방산 함량이 높은 사람은 돌연사 발병률이 오메가3 불포화 지방산 함량이 낮은 사람보다 81%나 낮았다.

또 관상 동맥 질환 환자 1만 1,000여 명을 대상으로 한 임상 추적 연구 결과, 오메가3 불포화 지방산을 매일 1~2g씩 섭취한 심혈관 질환 환자의 사망률은 현저히 낮아졌다. 특히 돌연사 발생률은 무려 45%나 감소했다.

염증을 없애는 보물

염증은 우리 몸의 정상적인 면역 반응이다. 염증 반응이 일어나지 않는다는 것은 면역력을 잃었다는 뜻이다. 이는 에이즈에 걸린 것과 다름없는 무서운 일이다.

그러나 염증은 전광석화처럼 왔다 떠나야지, 늑장을 부리며 계속 머무르면 장기에 손상을 입힌다. 오래 지속된 계통성 염증은 더는 인체를 보호하지 않고 오히려 심뇌혈관 질환, 암, 당뇨병, 신경 계통 질환 등 여러 질병을 일으킨다.

염증은 뜬금없이 생기고 진행되는 것이 아니라 염증 매개체에 의해 생기고 진행된다. 대다수 염증 매개체는 '다불포화 지방산'에서 나온다. 앞에서 언급한 오메가3 불포화 지방산은 물론이고 오메가6 불포화 지방산도 다불포화 지방산에 속한다.

오메가3 불포화 지방산처럼 오메가6 불포화 지방산도 우리 몸이 스스로 합성할 수 없어 반드시 외부의 음식을 통해서 섭취해야 하는 필수 지방산이자 우리 세포를 구성하는 중요한 재료이다. 또 세포에 에너지와 활성 물질을 제공하기도 한다.

그러나 오메가6 불포화 지방산은 오메가3 불포화 지방산과 여러모로 다르다.

첫째, 구조가 다르다. 오메가6 불포화 지방산과 오메가3 불포화 지방산은 둘 다 탄소, 수소, 산소로 이루어진 긴 사슬 구조이고 여러 개의 이중 결합이 존재하는 것은 같지만, 이중 결합의 위치와 개수가 다르다.

오메가6 불포화 지방산은 탄소 사슬의 끝에서부터 마지막 이중 결합까지 6개의 탄소가 있어서 오메가6 불포화 지방산이라고 불린다. 오메가3 불포화 지방산은 탄소 사슬의 끝에서부터 마지막 이중 결합까지 단 3개의 탄소만 있다.

그리고 오메가6 불포화 지방산의 이중 결합 개수는 2~4개로, 길이가 같은 오메가3 불포화 지방산의 이중 결합 개수(3~6개)보다 1~2개가 적다. 오메가3 불포화 지방산의 이중 결합 개수(불포화도)는 오메가6 불포화 지방산보다 많다.

둘째, 함유된 식품이 다르다. 오메가3 불포화 지방산은 심해어유 등 중국 내륙 지역에서는 보기 드문 식품에 주로 존재한다. 이와 달리 오메가6 불포화 지방산은 옥수수, 대두 등의 식물과 그 가공품, 돼지고기, 소고기, 닭고기 등 다양한 식품에 존재한다.

셋째, 가장 두드러진 차이는 기능이다. 비록 둘은 동일 대사 효소에 대해 경쟁 관계에 있지만 기능이 전혀 다른 산물을 생산한다. 특히 염증과 관련해, 오메가6 불포화 지방산은 염증을 유발해 인체에 '방화'를 일으키는 데 반해, 오메가3 불포화 지방산은 염증을 완화하고 억제하는 '소화' 작용을 해 질병을 예방한다.

오메가3 불포화 지방산은 오메가6 불포화 지방산 및 기타 염증 유발 물질의 수를 억제해 염증의 확산을 간접적으로 막는다. 그뿐만 아니라, 직접적으로 항염 활성 물질을 생산해 염증의 '불길'을 잡는다. 그래서 오메가3 불포화 지방산은 '염증을 없애는 보물'이라고도 불린다.

오메가3 불포화 지방산과 오메가6 불포화 지방산은 우리 몸

<그림 6-4> 인체 내 오메가6 불포화 지방산과 오메가3 불포화 지방산 비율의 심각한 불균형

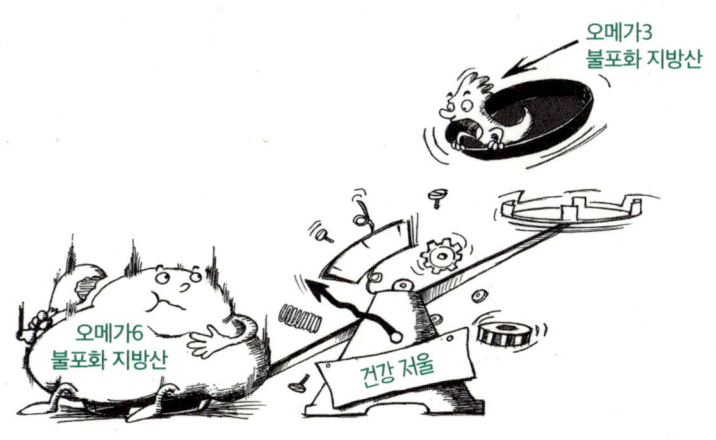

속 양팔저울의 양 끝에서 서로 견제하며 신체의 건강과 균형을 유지해왔다. 그러나 생활 환경이 급변하면서 오메가3 불포화 지방산의 존재는 갈수록 위협받고 있다. 이에 반해 오메가6 불포화 지방산은 '물 만난 고기'처럼 전성기를 맞았다.

그래서 오메가6 불포화 지방산 쪽 팔은 갈수록 아래로 기울고 오메가3 불포화 지방산 쪽 팔은 날로 위로 올라가 둘의 불균형이 심해지고 있다(<그림 6-4> 참고).

그 결과, 우리 몸은 염증에 민감한 체질로 변해 염증이 더 자주, 더 쉽게 발생한다. 이러니 우리의 유전자가 어떻게 견디고, 우리는 또 어떻게 병을 피해가겠는가?

암의 생성과 성장에 맞대응한다

오메가3 불포화 지방산과 오메가6 불포화 지방산은 염증뿐만 아니라 '암'이라는 무서운 질병과 관련해서도 기능상의 차이를 보인다. 오메가6 불포화 지방산은 암세포의 생장을 촉진하는 반면, 오메가3 불포화 지방산은 암세포의 생장을 억제한다.

많은 연구 결과, 오메가3 불포화 지방산의 섭취량을 늘리면 여러 종양(유방암, 결장암 등)의 형성과 생장을 늦추거나 억제할 수 있다. 또한 말기 암 환자와 종양 악액질 환자의 수명과 삶의 질을 개선하고 화학 치료 효과를 높여, 환자의 고통과 항암 치료에 따른 일부 부작용을 줄일 수 있다는 것이 밝혀졌다.

원인이 없는 결과는 없다. 암세포의 발생도 그러하다. 원래 정상이었던 세포가 자유 라디칼, 만성 염증 등 질병 유발 인자에 의해 훼손된 결과, 오로지 인체에 해만 끼치는, 정상 세포로부터 영양분을 빼앗고 복제 능력까지 탁월한 암세포로 탈바꿈한다.

이처럼 암세포를 키우는 과정에서 오메가6 불포화 지방산은 염증 등 질병 유발 인자를 끊임없이 '부채질해' 암유전자 발현을 촉진하는 데 반해, 오메가3 불포화 지방산은 이를 억제하고 제지해 암세포가 아예 싹을 틔우지 못하게 막는다.

일단 생겨난 암세포는 '대식가'의 면모를 보인다. 암세포가 좋아하는 음식 중 하나가 바로 오메가6 불포화 지방산의 대사산물이다. 그러나 오메가3 불포화 지방산의 대사산물은 거들떠보지도 않는다. 오메가3 불포화 지방산은 암세포 생장에 필요한 오메가6 불포화 지방산 대사산물을 줄이는 한편, 암세포의 생장을 직접적으로 억제하는 활성 물질을 생산한다.

암세포의 또 다른 특징은 한곳에 가만히 있지 않는다는 것이다. 자유 라디칼은 혈관 재생을 자극하고 혈관 투과성을 높여 암세포가 다른 곳으로 수월하게 이동할 수 있는 '다리'를 놓는다. 그러나 암세포가 다른 장기로 침윤하기 위해서는 장기의 세포를 뚫고 들어가야 한다.

이때 오메가6 불포화 지방산의 대사산물이 암세포가 다른 장기의 세포를 뚫고 들어가는 데 필요한 콜라겐 분해 효소를 만들어 암세포의 '세력 확장'을 돕는다. 암세포는 이렇게 해서 전이되고 퍼진다.

오메가3 불포화 지방산은 암세포의 음모를 좌시하지 않는다. 오메가3 불포화 지방산은 오메가6 불포화 지방산과 동일 효소를 두고 경쟁해 오메가6 불포화 지방산 대사산물의 생성을 줄여 암세포의 확산과 전이를 막는다.

또 오메가3 불포화 지방산은 암세포의 세포막을 더 약화시키고 세포의 자연 사망을 가속화해 종양의 확산 속도를 늦춘다. 이때 방사선 치료를 진행하면 암세포를 더 쉽게 죽일 수 있어서, 방사선 치료나 화학 치료 효과를 높이고 보조적인 암 치료 효과를 얻을 수 있다.

최근의 연구에 따르면, 오메가3 불포화 지방산은 항염 작용 외에도 암세포의 지방 합성을 억제하고, 인슐린 농도를 저하시킨다. 또한 장내 세균총이나 암 관련 유전자 발현을 조절하는 등 다양한 메커니즘을 통해 암에 맞선다.

혈당의 전이를 조절해 당뇨병에 맞선다

혈당의 높고 낮음은 당뇨병에 걸렸는지를 판단하는 근거가 된다. 오메가3 불포화 지방산은 혈당에 직접적으로 작용하지는 않는다. 그런데 어떻게 당뇨병에 맞설 수 있을까?

사실 당뇨병이 무서운 이유는 단순히 췌장이 망가지고 인슐린 분비가 비정상적이고 인슐린에 대한 세포의 민감성 저하로 인해 혈당이 상승해서가 아니다.

이보다 더 무서운 것이 당뇨병으로 인한 전신성 대사 장애다. 다시 말해 혈당은 물론이고 혈압, 혈중 지질, 혈액 순환, 심지어 염증 반응까지 모두 비정상이 되어 심장, 신장, 눈 등 여러 기관에서 합병증을 일으킬 수 있다.

오메가3 불포화 지방산은 혈당의 전이를 예방하거나 조절하고 당뇨 합병증을 억제해 당뇨병의 '파괴력'을 대폭 줄일 수 있다.

당뇨병 환자에게 비만과 과다한 열량 섭취는 금기다. 오메가3 불포화 지방산, 이 특별한 지방(특히 DHA)은 체중을 늘리기는커녕 오히려 살을 빼는 데 도움을 준다. 이건 또 무슨 이유에서일까?

몸속의 지방 조직도 지방으로 이루어져 있다. 이런 세포 수가 많아지고 크기가 커지면 그것들이 차지한 우리 몸은 당연히 비만해진다. 오메가3 불포화 지방산은 몸속의 지방 분해 효소를 늘리는 데 도움이 되어, 결과적으로 지방의 신진대사를 높여 지방 연소와 소화를 돕는다는 사실이 과학적 연구를 통해 입증되었다.

또한 오메가3 불포화 지방산은 지방 합성 효소의 활성을 억제해 지방 세포 안에서의 지방 합성과 축적을 줄인다. 이뿐만이 아니다. 최근 연구 결과, 오메가3 불포화 지방산은 지방 조직 안에 있는 줄기세포가 지방 세포로 전환하는 것을 억제해 지방 세포의 수와 크기를 근본적으로 줄인다. 이로써 단순히 체중 증가만 막는 게 아니라 감소시키는 동시에 당뇨병을 예방하고 조절한다.

4장에서 알아본 당뇨병의 2가지 원인은 다음과 같다. 하나, 도세포가 내상을 입어 정상적으로 생장하지 못하거나 일찍 사망하기 때문이다. 둘, 혈액 속 당이 옮겨가는 근육과 지방 세포가 내상을 입거나, 혹은 과다한 열량의 자극으로 '과로'하게 된 이 세포들이 인슐린의 지휘를 따르지 않아 결국 혈당 조절에 문제가 생기기 때문이다.

세포에 에너지를 보충하는 중요한 영양소인 오메가3 불포화 지방산은 도세포의 내상을 예방하고 이미 내상을 입은 도세포의 원기 회복을 돕는다. 또 근육과 지방 세포의 피로를 풀고 에너지를 제때 전이시켜 인슐린에 대한 민감성을 개선한다. 오메가3 불포화 지방산 속 활성 성분인 DHA는 세포막의 중요한 구성 성분으로서 유연성과 민감성이 뛰어난데, 세포막 속 DHA 함량이 늘어나면 세포막의 활성도 증가하기 때문이다. 이는 마른땅을 적시는 물줄기와 같아, 게으르고 지친 세포에 다시금 활력을 불어넣는다.

더 중요한 점은 오메가3 불포화 지방산이 심뇌혈관 질환, 안과 질환 등의 당뇨 합병증을 예방하고 효과적으로 억제할 수 있다는 사실이다. 오메가3 불포화 지방산 속 DHA는 망막을 구성하는 주요 성분으로 망막 지방산의 30~60%가 DHA로 이루어져 있다.

오메가3 불포화 지방산이 눈에 큰 영향을 미친다는 사실을 미루어 짐작할 수 있다. 연구 결과, 오메가3 불포화 지방산이 당뇨병으로 인한 망막 병변의 예방 및 치료에 어느 정도 효과가 있음이 밝혀졌다.

건강한 정신과 장수의 비결

신경계는 인체의 '지휘 시스템'으로 모든 활동을 결정하고 감정을 조절하며 삶의 질에 직접적으로 영향을 미친다. 일반적으로 신경계 질환은 대뇌 기능 장애로 인한 정신 이상 및 신경계가 일으킨 기질성 병변 등을 말한다. 우울증, 조현병, 알츠하이머병, 파킨슨병, ADHD 및 대뇌나 신경의 손상으로 인한 마비, 관련 신경 기능 이상 등 각종 질병이 이에 해당한다.

현재까지의 연구에 따르면, 대다수 신경계 질환은 뇌의 화학적 불균형이나 신경 세포 사망 및 손실로 인한 것인데, 이는 오메가3 불포화 지방산 함량과 밀접한 관계가 있다.

첫째, 오메가3 불포화 지방산은 뇌신경 세포의 주요 구성 성분으로 신경 세포 구조를 유지한다. 또한 오메가3 불포화 지방산은 염증 발생을 억제해 신경 세포를 건강하게 보호한다. 만약 염증, 독소 등 질병 유발 인자가 자극하는 상황에서 오메가3 불포화 지방산의 보호를 받지 못하면, 신경 세포는 염증이 일으킨 내상 탓에 기능 이상이 생긴다.

둘째, 뇌의 각종 정보는 신경 세포 외막의 신호 교환을 통해 전달된다. 여기에 참여하는 신경 세포 수에 따라 신호 교환 속도가 달라지고, 교환 속도에 따라 반응 속도 및 감정 표현, 기억, 상상 등 인지 기능 능력이 달라진다.

오메가3 불포화 지방산은 신경 전달 물질의 전달을 촉진해 뇌의 화학적 불균형을 방지한다. 최신 연구 결과에 따르면 DHA와 그 대사산물은 신경 세포의 사망을 막고 손상된 신경 세포의 회복과 재생을 촉진한다.

아이를 출산한 직후에 산후 우울증에 걸리기 쉬운 것도 오메가3 불포화 지방산 함량에서 원인을 찾을 수 있다. 임신 기간 동안, 특히 임신 7개월 이후로 태아의 뇌는 빠르게 발달한다. 이때 태아는 모체에서 뇌 발달에 필요한 오메가3 불포화 지방산을 흡수한다. 만약 이때 오메가3 불포화 지방산을 충분히 공급받지 못한다면 태아는 조산 및 저체중의 위험에 빠진다.

태아뿐만 아니라 임산부와 수유 중인 여성도 오메가3 불포화 지방산을 충분히 섭취해야 한다. 오메가3 불포화 지방산 섭취가 부족할 경우, 산모는 뇌신경 세포 기능 이상으로 인해 '산후 우울증'이라고 불리는 우울증에 걸릴 수 있다.

최신 연구 결과에 따르면, 오메가3 불포화 지방산은 일부 우울증, 아동의 자폐증과 ADHD, 알츠하이머병, 외상성 뇌손상 등에 어느 정도 효과가 있는 것으로 밝혀졌다.

따라서 오메가3 불포화 지방산을 적절히 공급하면 뇌를 '충전'시켜 뇌의 구조와 기능을 유지할 수 있다. 또한 독소, 염증 등 질병 유발 인자로 인해 약간의 손상을 입더라도 빠른 회복을 기대할 수 있다. 한마디로 오메가3 불포화 지방산이 건강한 정신과 장수의 비결이라는 말이다.

두뇌 발달을 촉진한다

오메가3 불포화 지방산은 신경계 질환을 예방할 뿐만 아니라 대뇌 세포의 건강한 발달을 촉진해 머리가 더 좋아지게 한다.

뇌에서 기억을 관장하는 해마 세포 중, 오메가3 불포화 지방산 속 DHA가 30% 이상을 차지한다. 오메가3 불포화 지방산은 대뇌 시냅스를 이루는 중요한 물질이기도 하다.

또 오메가3 불포화 지방산은 뇌세포의 증식과 성숙, 뉴런 돌기의 생장 및 신경망 형성을 촉진해 뇌 용량을 늘린다. 이로써 정보 처리 속도가 빨라져 학습 및 기억 능력을 높이는 데 도움을 준다. 이는 성장 중인 영유아는 물론, 조산아의 뇌 발달에 크게 기여하고 뇌 기능의 퇴화를 늦춰 알츠하이머병까지 예방한다.

장내 세균총의 균형을 유지한다

앞서 알아본 바와 같이, 장내 미생물은 유익균(공생균), 유해균, 중간균, 이 3가지로 나뉜다. 장내 세균총이 균형을 이루는 상황에서는 유익균의 수와 비율이 절대적인 우위를 차지한다.

이 균형이 깨지면 유익균의 증식이 억제되고 유해균이 빠르게 늘어 만성 염증의 발생과 진행을 촉진한다. 결국 비만, 당뇨병, 암 등 각종 만성 질환을 부른다. 그래서 장내 세균총의 균형 유지는 건강과 직결되는 문제이다.

장내 세균총의 구성과 수는 식습관에 따라 달라진다. 그래서 건강한 음식이나 특정 영양소 섭취를 통해 유해균의 증식을 억제하고 유익균의 수와 비율을 늘릴 수 있다.

하버드대학교의 연구 결과를 포함한 최신 연구 결과에 따르면, 오메가6 불포화 지방산과 오메가3 불포화 지방산은 장내 세균총 조절에 상반되는 작용을 하는 것으로 나타났다. 즉 과도한 오메가6 불포화 지방산은 장내 세균(엔테로박테리아) 등 유해균을 늘리고 비피도박테리움 등의 유익균을 줄였다.

반면 오메가3 불포화 지방산 함량을 늘리면, 내독소를 발생시키는 유해균이 줄고 유익균이 늘었다. 따라서 오메가3 불포화 지방산 섭취량을 늘리고 오메가6 불포화 지방산 섭취량을 줄여 두 영양소의 체내 비율을 조절하면 장내 세균총의 구성과 수를 건강에 유익한 방향으로 조절할 수 있다.

건강 가이드

오메가3 불포화 지방산에 관한 지식

'오메가3 불포화 지방산'이라고 하면 '어유(魚油)'를 떠올리거나, 반대로 어유라고 하면 곧바로 오메가3 불포화 지방산을 떠올리는 사람들이 있다. 이 둘을 혼동하는 사람들이 있는데, 이는 잘못된 생각이다.

☑ 오메가3 불포화 지방산과 어유의 차이

오메가3 불포화 지방산은 어유가 아니며, 어유도 오메가3 불포화 지방산이 아니다. 어유는 생선에서 얻은 기름으로 다른 동물 기름에 비해 오메가3 불포화 지방산(EPA와 DHA) 함량이 높을 뿐이다. 일반적으로 최상질의 생선에서 짜낸 기름(농축과 정제를 거치지 않은 보통 어유)의 오메가3 불포화 지방산 함량이 30%만 돼도 이미 매우 높은 축에 속한다. 나머지 70%는 포화 지방산, 오메가6 불포화 지방산, 콜레스테롤 등 다른 성분이고 심지어 중금속 등 오염 물질도 들어 있다. 어유의 품질은 어종, 가공 방식, 저장 방법 등에 따라 차이가 크다.

오메가3 불포화 지방산은 일반적인 어유를 반복적으로 농축 및 정제하고 이물질을 제거한 뒤에 얻은 고농도(>70%)의 오메가3 불포화 지방산을 가리킨다. 한마디로 어유와 오메가3 불포화 지방산의 차이는 일반 광석과 금에 빗댈 수 있다. 어유는 금을 함유한 광석이고, 오메가3 불포화 지방산은 광석에서 추출한 금이므로 둘을 혼동해서는 안 된다.

☑ 오메가3 불포화 지방산의 질병 예방 및 치료 효과

오메가3 불포화 지방산은 의학계에서 가장 관심 있게 연구하는 영양 물질 중 하나다. 1970년대 이후에 나온 오메가3 불포화 지방산 관련 연구 논문은 이미 6만여 편에 달한다.

오메가3 불포화 지방산에 관한 기초 연구는 세포 생물학, 분자 생물학, 게놈학, 대사체학 등 여러 분야로 확대되었으며, 응용 연구는 이미 보건 영양과 임상 영양에서 임상 치료 단계까지 나아갔다.

오메가3 불포화 지방산과 여러 질병의 상관관계를 연구한 이상의 연구에 따르면, 오메가3 불포화 지방산은 각종 질환의 예방과 치료에 효과가 있는 것으로 나타났다.

- 심뇌혈관 질환: 고지혈증, 고혈압, 동맥 경화, 혈전 형성(혈액 응고성 질환), 심근 경색, 부정맥 및 돌연사, 혈전성 뇌졸중 등
- 염증 및 자가 면역 질환: 류머티즘성 관절염, 만성 장염, 천식, 건선, 홍반성 루푸스, 다발성 경화증 등
- 정신·신경 질환: 우울증, 조현병, 노인성 치매(알츠하이머병), 간질, 소아 ADHD 등
- 종양: 유방암, 결장암, 폐암, 간암, 전립선암, 종양 악액질 등
- 당뇨병: 1형 당뇨병과 2형 당뇨병의 발병, 인슐린 내성, 속발성 심장병
- 신장 질환: 면역성 사구체 신염, 면역성 신장병, 신장 기능 쇠약, 신증후군, 신장 결석
- 폐질환: 만성 폐쇄성 폐질환, 낭포성 섬유증, 천식
- 산부인과 질환: 생리통, 폐경 후 골다공증, 조산, 산후 우울증 등
- 두뇌 발달: 태아와 영유아 두뇌 정상 발육, 조산아 두뇌 발육 부전(시각, 학습 능력 저하 등)
- 눈 질환: 망막 퇴행성 질환, 녹내장, 백내장
- 기타: 독혈증, 편두통, 노인성 골다공증, 피부 질환(피부염 등)

WHO, 미국 심장병 협회, 국제 지방산 및 지질 연구 학회(ISSFAL), FDA 등 여러 정부 기관과 전문 기관은 수많은 연구를 바탕으로 오메가3 불포화 지방산의 효능을 증명하고 섭취 지침을 발표했다.

또 대량의 임상 시험을 통해 오메가3 불포화 지방산의 안전성도 증명했다. FDA는 하루 3g 미만의 오메가3 불포화 지방산 섭취는 안전하다고 밝혔다. 또한 오메가3 불포화 지방산을 장기(7년) 또는 대용량(하루 최대 10~20g) 복용하더라도 눈에 띄는 부작용은 없는 것으로 밝혀졌다.

따라서 오메가3 불포화 지방산은 효과와 안전성 면에서 체계적이며 과학적 근거가 있는 건강 기능 식품이라고 할 수 있다.

☑ 오메가3 불포화 지방산 보충제 품질에 영향을 미치는 요소

오메가3 불포화 지방산 보충제의 효능은 '품질'에 달려 있다. 그렇다면 이 품질을 결정하는 요소는 무엇일까? 바로 농도, 순도, 신선도이다.

- 농도: 오메가3 불포화 지방산의 농도는 유효 성분인 EPA와 DHA 함량에 달려 있으며, 이 둘의 합이 제품의 지방산 총량에서 차지하는 비율(농도)이 높을수록 좋다. 일반적인 어유 보충제의 농도는 30% 정도이고, 고급 오메가3 불포화 지방산 보충제는 EPA와 DHA의 합이 70%가 넘어야 한다. 95%가 넘는 고농도 제품은 건강 보조제가 아니라 '약'으로 볼 수 있다. 보충제의 오메가3 불포화 지방산 농도를 확인하는 쉬운 방법이 있다.
    ① 제품의 영양 성분표에서 캡슐당 총 어유 함량 및 EPA와 DHA 총량을 확인한다.
    ② 오메가3 불포화 지방산 농도=EPA와 DHA 총량/총 어유 함량×100%
- 순도: 지방산 외에 다른 불순물이나 오염물(중금속, 잔류 농약 등)의 함

량이 얼마나 되는지를 나타낸다. 순도가 높을수록 유해 물질이 적고 안전하다. 순도 높은 오메가3 불포화 지방산을 얻으려면 최첨단 분리·정제 기술이 가장 중요하다.

원료도 중요하다. 가장 좋은 원료는 심해어류다. 오염도가 낮거나 전혀 오염되지 않은 깊은 바다에 살아 체내 잔류 중금속이 적은 심해어와 달리, 담수어는 대부분 유기물과 중금속에 오염된 얕은 수역에 산다.

- 신선도: 오메가3 불포화 지방산은 쉽게 산화된다. 일단 산패되면 건강상의 이로운 효과를 기대하기 어렵다. 따라서 신선도는 좋은 어유를 고르는 기준 중 하나다. 원료가 신선하고 생산부터 식용까지 걸리는 시간이 짧을수록 제품도 신선하다.

오메가3 불포화 지방산 보충제의 질을 판단할 때는 검증된 제조업체인지를 확인하는 것 외에 다음 방법으로 알 수 있다.

- 눈으로 본다. 포장 용기가 빛을 잘 차단하는지, 산화를 방지하는지 살펴본다. 투명 용기에 포장된 것은 좋지 않다. 캡슐이 깨끗하고 투명하며 노란색을 띠는 것이 좋은 제품이다. 또 제조일과 유효 기간을 확인해 유효 기간이 얼마 남지 않은 제품은 구매하지 않는다.
- 냄새를 맡는다. 캡슐을 터뜨렸을 때, 비린내가 약간 나면서 냄새가 좋은 것이 좋은 제품이고 비린내가 심하거나 냄새가 지독한 것은 좋지 않다.
- 실험해본다. 캡슐을 잘라 종이(약간 두껍고 흡수성이 강한 종이)나 맑은 물에 떨어뜨렸을 때, 종이 위에서 물처럼 빠르게 퍼지거나 수면에 미세한 방울 또는 편평한 얇은 막 형태를 보이는 것이 좋다. 종이에서 퍼지지 않거나 수면에서 굵은 방울 형태를 띠고 높이 솟는 것은 좋지 않다.

건강 Q&A

Q1 오메가3 불포화 지방산 함량이 높은 식품은?

현재까지는 오메가3 불포화 지방산 섭취량에 대한 명확한 수치가 없다. 그러나 오메가3 불포화 지방산은 매우 안전하므로 건강 상태에 따라 섭취량을 조절하면 된다. 미국 심장병학회는 건강한 성인에게 매주 최소 두 끼, 가능하다면 매주 네 끼에 기름진 생선(심해 냉수어 추천)을 섭취하는 것을 권장한다. 1일 오메가3 불포화 지방산 섭취량은 다음과 같다.

<표 6-1> 건강 상태에 따른 1일 오메가3 불포화 지방산 섭취량

분류	오메가3 불포화 지방산	1일 보충량/g	비고
건강한 사람	ALA	2.2	주로 채식을 하는 사람은 약 4.4g
	EPA	≥ 0.25	EPA+DHA≥0.5g
	DHA	≥ 0.25	
임산부 및 수유 중인 여성	EPA	> 0.25	EPA+DHA≥0.7g
	DHA	> 0.3	
심장병이 있는 사람	EPA+DHA	>1	전문가의 지도에 따라 섭취
고지혈증이 있는 사람 (트리글리세라이드 수치가 높은 사람)	EPA+DHA	4~6	전문가의 지도에 따라 섭취

오메가3 불포화 지방산은 어떤 음식에 많이 들어 있을까? 다음에 제시된 식품 속 오메가3 불포화 지방산 함량은 대략적인 수치이며 계절, 원산지, 양식법에 따라 함량도 달라진다.

1. 해산물은 오메가6 불포화 지방산 함량이 낮은 편이다. 오메가3 불포화 지방산 함량이 높은 해산물은 다음과 같다.

<표 6-2> 오메가3 불포화 지방산 함량이 높은 해산물

이름	오메가3 불포화 지방산 함량/g	비고
연어	1.5~2.2	주로 EPA+DHA이고 ALA 소량 함유. 원산지와 양식 방식에 따라 함량 다름
청어	2.0	
고등어	1.9	
참치	1.5	
정어리	1.4	오메가6 불포화 지방산 함량이 높은 편
무지개송어	1.2	
농어	0.75	
생굴	0.4~0.6	
대하	0.4~0.5	
바다게	0.4~0.5	
오징어	0.4	
갈치	0.2~0.3	
대구	0.2	
랍스터	0.2	
조개	0.1~0.2	

주) 표에서 오메가3 불포화 지방산 함량은 식품 100g에 든 함량임.

하지만 해산물로 오메가3 불포화 지방산을 보충할 때는 주의할 점들이 있다.

- 되도록 심해에 서식하는 해산물로, 오염되지 않은 것을 고른다. 양식 해산물은 자연산에 비해 오메가6 불포화 지방산 함량이 많고 오메가3 불포화 지방산 함량은 적은 편이다.
- 갑각류(새우, 게 등)는 어류에 비해 오메가3 불포화 지방산 함량이 적은 편이다.
- 해산물 중 상당수는 중금속 등에 오염되어 있다. 따라서 조리할 때 껍질과 내장, 표면의 지방 등 독성 물질이 쉽게 쌓이는 조직을 제거하는 것이 좋다. 생선을 구울 때는 조리 중에 나온 기름을 버리고 튀김은 되도록 자제한다. 그러지 않으면 생선 안에 더 많은 오염 물질이 남는다.

2. 기타 육류 및 알류, 젖류 등 동물성 식품

- 모든 동물의 뇌 조직에는 오메가3 불포화 지방산(주로 DHA이며, 100g당 약 0.8~1g 함유)이 풍부하게 함유돼 있다.
- 양고기와 토끼 고기에는 오메가3 불포화 지방산(주로 ALA)이 풍부하며, 오메가6 불포화 지방산과 오메가3 불포화 지방산의 비율이 낮은 편이다. 100g당 약 2~4g(ALA, EPA, DHA)이 들어 있다.
- 돼지고기, 소고기, 가금류(닭, 오리 등)는 오메가3 불포화 지방산 함량이 낮고(100g당 0.1g 미만) 그나마도 ALA다. 또 오메가6 불포화 지방산과 오메가3 불포화 지방산 비율이 높은 편으로 약 10~20 대 1이며 축사에서 사육한 육류는 이보다 더 높다.

- 알류와 젖류에도 오메가3 불포화 지방산(사료에 따라 다름)이 들어 있기는 하지만 함량이 낮다.

주의할 점: 되도록 자연 방사, 자유 방목한 동물로 만들어진 식품을 고른다. 사육장에서 기른 가축은 지방 함량이 높은 편이며, 오메가6 불포화 지방산 함량이 높은 데 반해, 오메가3 불포화 지방산 함량은 낮기 때문이다.

3. 채소

채소는 주로 ALA를 함유하고 있다. 오메가3 불포화 지방산 함량이 높은 채소는 다음과 같다.

<표 6-3> 오메가3 불포화 지방산 함량이 높은 채소

이름	오메가3 불포화 지방산 함량(mg)/컵	오메가3 불포화 지방산에 대한 오메가6 불포화 지방산의 비율
대두	1,000	지방 총량이 높으며 비율은 8
강낭콩	300	약 1
두부	270(이 경우는 100당)	8
검은콩	180	약 1
시금치	160	<1
브로콜리	110	<1
청태	120	약 1
상추	60	약 1

주) 컵 용량은 250ml이다. 이 밖에 씀바귀, 차조기, 쇠비름, 어성초 등도 오메가3 불포화 지방산 함량이 높다.

4. 과일

과일은 주로 ALA를 함유하고 있다. 오메가3 불포화 지방산 함량이 높은 과일은 다음과 같다.

<표 6-4> 오메가3 불포화 지방산 함량이 높은 과일

이름	오메가3 불포화 지방산 함량(mg)/컵	오메가3 불포화 지방산에 대한 오메가6 불포화 지방산의 비율
블랙베리	140	약 2
딸기	90	약 1.5
체리	70	1
망고(생 것)	60	<1

주) 컵 용량은 250ml이다.

5. 견과

견과는 주로 ALA를 함유하고 있다. 오메가3 불포화 지방산 함량이 높은 견과는 다음과 같다.

<표 6-5> 오메가3 불포화 지방산 함량이 높은 견과

이름	오메가3 불포화 지방산 함량(g)/100g	오메가3 불포화 지방산에 대한 오메가6 불포화 지방산의 비율
호두	9	4
피칸	0.5	20~25

6. 식용유

식용유는 주로 ALA를 함유하고 있다. 자주 쓰이는 식용유의 오메가3 불포화 지방산 함량은 다음과 같다.

<표 6-6> 자주 쓰이는 식용유의 오메가3 불포화 지방산 함량

이름	오메가3 불포화 지방산 함량(g)/티스푼	오메가3 불포화 지방산에 대한 오메가6 불포화 지방산의 비율
아마씨유	2.4	<1
카놀라유	0.43	2
콩기름	0.3	8
해바라기씨유	아주 조금, 거의 0	매우 높음
옥수수기름		
땅콩기름		
면실유		

주) 티스푼은 5ml이다.

오메가3 불포화 지방산은 매우 불안정해서 외부 요인에 의해 쉽게 파괴되어 보존이 어렵다. 이를 지키기 위해서는 다음의 3가지를 삼가야 한다.

하나, 신선한 과일과 채소를 염장하거나 바람에 말리거나 직사광선이 닿는 곳에 두기. 둘, 고온에서 굽거나 튀기고 오랜 시간 가열하기. 셋, 해산물의 신선도를 유지하기 위한 보관 조치를 소홀히 하기.

Q2 식용유는 비쌀수록 몸에 좋을까?

볶음용으로 많이 쓰이는 기름은 콩기름, 카놀라유, 땅콩기름과 옥수수기름 등이다. 그중 옥수수기름과 땅콩기름은 비싼 편이고, 카놀라유는 싼 편이다. 그렇다면 옥수수기름과 땅콩기름이 가장 건강하다는 뜻인가? 아니다. 각종 식용유의 오메가6 불포화 지방산과 오메가3

불포화 지방산의 비율은 다음과 같다.

<표 6-7> 각종 식용유의 오메가6 불포화 지방산과 오메가3 불포화 지방산의 비율

식용유	오메가6 불포화 지방산과 오메가3 불포화 지방산의 비율
카놀라유	2 : 1
콩기름	8 : 1
해바라기씨유	14 : 1
옥수수기름	94 : 1
땅콩기름	95 : 1
면실유	오메가3 불포화 지방산 함유량 0

이처럼 오메가3 불포화 지방산 함량이 가장 높은 기름은 뜻밖에도 가격이 저렴한 카놀라유와 콩기름이다. 그래서 다른 기름보다 오메가3 불포화 지방산 함량이 더 높은 카놀라유를 섭취하는 것이 건강에 이롭다.

땅콩기름은 오메가3 불포화 지방산 함량이 매우 적지만 오메가6 불포화 지방산의 총량도 낮고(겨우 30%) 나머지가 모두 단일 불포화 지방산이므로 가성비를 따지면 이 또한 좋은 식용유라고 할 수 있다.

Q3 특정 부위를 먹으면 그 부위가 좋아진다는 말이 사실일까?

'특정 부위를 먹으면 그 부위가 좋아진다'는 말은 어느 정도 과학적 근거가 있다. 특히 '뇌를 먹으면 뇌가 좋아진다', '눈을 먹으면 눈이 좋아진다'는 말은 사실이다. 이는 '뇌'와 '눈'에 우리 뇌와 눈이 필요로 하는 오메가3 불포화 지방산이 들어 있기 때문이다. 그러나 '간을 먹으면 간이 좋아진다', '콩팥을 먹으면 콩팥이 좋아진다' 등의 말은 신중히 따져봐야 한다. 이런 부위는 독소가 쌓여 있을 수도 있기 때문이다.

Q4 어유와 간유는 같은 건가?

어유와 간유를 혼동하는 사람들이 많은데 둘은 완전히 다른 물질이다. 어유는 어류의 지방에서 추출한 기름으로 DHA와 EPA가 주를 이루지만, 간유는 어류의 간에서 추출한 것으로 비타민 A와 비타민 D가 주를 이룬다. 어유와 간유의 영양 성분은 본질적으로 다르므로 자신에게 필요한 영양소가 무엇인지를 파악하고 정확하게 섭취해야 한다.

6장 핵심 내용

1 오메가3 불포화 지방산은 체내에서 합성할 수 없어 반드시 외부의 식품을 통해 섭취해야 하는 필수 지방산으로 세포(특히 심장, 대뇌, 눈 등 기관 세포)를 구성하는 주요 성분이다.

2 오메가3 불포화 지방산은 '좋은 콜레스테롤'을 높이고 '나쁜 콜레스테롤' 및 트리글리세라이드를 낮춰 혈중 지질 수치를 낮추는 '좋은 지방'이다.

3 오메가3 불포화 지방산은 혈중 지질, 혈압, 혈액 점도를 낮추고 혈관의 탄력을 보호하며 부정맥과 돌연사를 방지해 심뇌혈관의 건강을 지킨다.

4 오메가3 불포화 지방산과 오메가6 불포화 지방산은 둘 다 필수 지방산이지만 기능과 작용면에서 상반되는 부분이 있다. 염증과 관련하여, 오메가6 불포화 지방산은 염증을 유발하지만 오메가3 불포화 지방산은 염증을 억제한다. 암과 관련하여서는, 오메가6 불포화 지방산은 암세포의 생장을 촉진하지만 오메가3 불포화 지방산은 항암 작용을 한다.

5 오메가3 불포화 지방산은 인슐린 분비 및 세포의 인슐린에 대한 민감성 조절, 합병증 예방 및 억제 등 다양한 방법으로 당뇨병에 맞선다.

6 오메가3 불포화 지방산은 뇌신경 세포 구조를 유지하고 신경 전달 물질의 전달을 촉진해 신경계 질환에 맞선다.

7 오메가3 불포화 지방산은 정상 뇌세포의 발달을 촉진하고 뇌 기능의 퇴화를 늦춰 성장기 아동의 지능을 높이고 알츠하이머병을 예방한다.

8 오메가3 불포화 지방산은 장내 유해균 증식을 막고 유익균 수와 비율을 늘려 장내 세균총을 건강하게 유지한다.

9 식물 속 오메가3 불포화 지방산은 ALA뿐인데 활성이 작고 전환율이 낮아 오메가3 불포화 지방산 공급원으로 적절하지 않다. 이와 달리 EPA와 DHA가 풍부한 해산물은 오메가3 불포화 지방산의 좋은 공급원이다. 순도가 높은 심해어유를 통해 섭취하는 것도 좋은 방법이다.

Part 3

균형식으로 누리는 '웰니스'의 삶

나이 들수록 건강한 삶을 위하여

⑦ 균형 잡힌 식사의 비밀

현대 음식의 두드러지는 문제는 영양소 세 쌍의 불균형이다. 이는 심각한 만성 질환의 발생 및 진행과 밀접한 관계가 있다. 부족한 영양소를 채우려면 어떻게 해야 할까?

올바른 음식을 효과적으로 섭취하려면 오메가3 불포화 지방산, 식이 섬유, 항산화 물질, 즉 '3대 보물 영양소'가 풍부한 음식

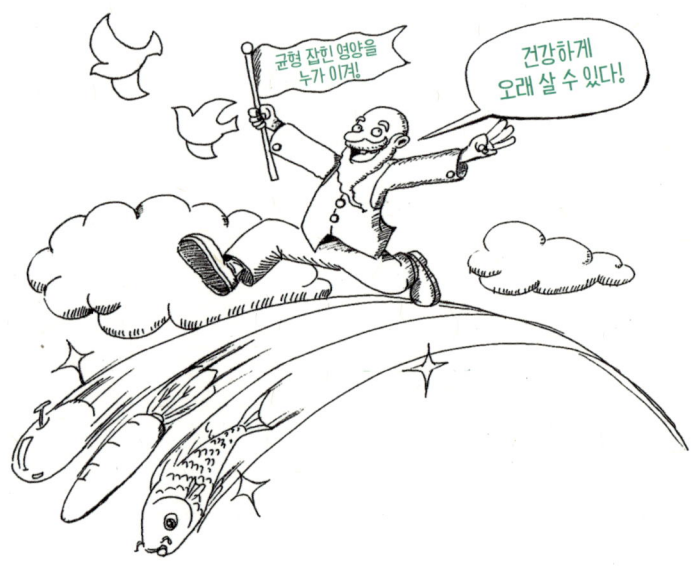

<그림 7-1> 균형 잡힌 영양은 장수의 지름길

섭취를 늘리고, 자유 라디칼과 오메가6 불포화 지방산, 첨가당이 많이 들어 있는 음식 섭취를 줄여야 한다.

이런 균형식 섭취는 체내 질병 유발 인자의 발현을 줄여 만성 염증과 중대 질환을 예방할 뿐 아니라, 노화를 늦추는 데도 효과가 있다.

다만 3대 보물 영양소 중 어느 한 가지만이 아니라 3가지 모두 골고루 섭취해야 한다. 이 3가지 영양소는 저마다의 특성도 있지만 함께 섭취하면 시너지 효과를 내어 '항염' 및 '질병 예방' 효과가 배가된다. 그래서 3대 보물 영양소를 동시에 보충할 수 있는 '채소, 과일, 생선, 싱겁게' 식이 원칙을 추천한다.

'채소, 과일, 생선, 싱겁게' 식이 원칙

왜 '채소, 과일, 생선, 싱겁게'인가?

- ☑ 채소: 특히 녹색 잎채소(항산화 물질, 식이 섬유, 식물성 오메가3 불포화 지방산)를 많이 섭취한다.
- ☑ 과일: 다양한 과일(항산화 물질과 식이 섬유가 풍부함) 섭취를 늘린다.
- ☑ 생선: 육류의 주 공급원으로 생선, 새우 등 해산물 섭취를 늘린다(오메가3 불포화 지방산인 EPA와 DHA가 풍부함).
- ☑ 싱겁게: 음식은 되도록 싱겁게 먹고 기름에 튀긴 음식과

가공식품 섭취를 줄인다(산화물, 오메가6 불포화 지방산 섭취 줄임).
- ☑ 물: 물과 차를 자주 마시고 청량 음료 섭취를 줄인다(당 섭취 줄임).
- ☑ 맑은 물에서 사는 생선: 오염되지 않은 생선이나 해산물 등의 식품을 고른다(산화물, 유독 물질 섭취를 줄임).

맑은 물에서 이리저리 헤엄치는 물고기를 상상해보라. 편안하게 헤엄치는 물고기처럼 긴장을 풀고 평온한 마음 상태를 유지하면서 적당한 운동을 병행하면 좋다.

앞서 소개한 식이 원칙은 간단해 보이지만 꾸준히 따라 하면 건강에 매우 이롭다. 이 식이 원칙의 요점을 구체적인 수칙으로 표현하면 다음과 같다.

- ☑ 신선하고 오염되지 않은 채소, 과일, 생선을 고른다.
- ☑ 기계화된 대규모 사육장에서 기른 동물의 고기 섭취를 줄이고, 목장에서 자연 방목해 기른 동물의 고기를 선택한다.
- ☑ 매일 3가지 이상의 과일과 채소를 섭취하고 종류를 다양하게 바꾼다.
- ☑ 잡곡 섭취를 늘리고 정제 탄수화물 섭취를 줄이거나, '거친' 것과 '부드러운' 것을 적당히 섞어 먹는다.
- ☑ 육류는 생선 위주로 섭취하며, 닭고기나 오리고기 등 하얀 고기를 적당히 식단에 추가하고, 돼지고기나 소고기 등 붉

은 고기의 섭취는 줄인다.
- ☑ 신선한 과채 착즙 주스와 녹차를 자주 마시고 가당 음료 섭취를 최소화하며 탈지 유제품을 섭취한다.
- ☑ 날것으로 먹을 수 있는 식품은 최대한 그대로 먹고, 지지고 튀기고 굽는 조리법을 피한다.
- ☑ 올리브유 등 오메가6 불포화 지방산 함량이 낮은 기름이나 카놀라유, 콩기름 등 오메가3 불포화 지방산 함량이 높은 식물성 기름 사용을 늘린다. 옥수수기름, 해바라기씨유 등 오메가6 불포화 지방산 함량이 높은 식물성 기름 사용은 줄인다. 튀김에 사용한 식용유는 재사용하지 않는다.

식사 때마다 '3대 보물 영양소' 챙기기

'채소, 과일, 생선, 싱겁게' 식이 원칙은 이해했는데, 하루 세 끼에 어떻게 적용할까? 역시 실전 응용법이 가장 중요하다. 정해진 식단을 따라 하는 것은 좋지도 않고 현실적이지도 않다. 개인이나 가정마다 식습관이 다르기 때문이다. 그러므로 '채소, 과일, 생선, 싱겁게' 식이 원칙의 요점을 파악한 뒤, 자신의 식습관과 쉽게 구할 수 있는 식자재를 접목해 식단을 구성하는 것이 최선이다.

실제로 식단에 응용할 때는 '채소, 과일, 생선, 싱겁게' 식이 원칙을 전제로 부족한 영양소를 중점적으로 보충해야 한다. '골고루 먹기'는 뚜렷한 효과가 없으며, 엄격한 식단은 실천하기 어렵다. 하루 세 끼에 3대 보물 영양소를 넣으라는 말은 끼니마다 3대 보물 영양소가 풍부한 식품을 많이 섭취하라는 뜻이다.

이해와 응용을 돕기 위해 내 식단을 공유하고자 한다.

먼저 날마다 신선한 과채주스를 한두 잔 마신다. 채소와 과일(각각 3가지 이상이 바람직하다) 몇 가지를 골라 깨끗이 씻고 껍질을 제거한 뒤, 잘게 잘라 섞는다. 광천수나 끓여서 식힌 물을 조금 붓고 믹서로 덩어리가 느껴지지 않을 때까지 부드럽게 갈아서 마신다.

채소와 과일의 종류를 매번 바꾸면 다양한 맛과 색깔의 과채주스를 즐길 수 있다. 바나나 아보카도를 넣으면, 식감이 더 부드러워지고 층 분리 현상을 방지할 수 있다. 추위를 타는 체질이라면 생강을 좀 넣어도 좋다.

식재료는 되도록 신선한 유기농을 선택한다. 채소류로는 당근, 오이, 샐러리, 브로콜리, 파프리카(초록·빨강·노랑), 토마토, 비트, 양파 등을 자주 이용한다. 과일류로는 블루베리, 사과, 오렌지, 포도, 바나나, 딸기, 배, 키위, 하미과, 망고, 아보카도 등을 많이 쓴다.

여러 가지 과일과 채소를 섞은 주스는 한 가지 재료로 만든 과즙이나 채소즙보다 훨씬 더 다양한 영양소를 함유하고 있으며, 누구나 마실 수 있다. 과채주스를 꾸준히 마시면 비타민, 식이섬유, 항산화 물질 등을 효과적으로 보충할 수 있다. 끼니와 끼니 사이에나 식사 전에 마시면, 음식 섭취량을 줄여 다이어트 효

> **<그림 7-2> 하루 세 끼 시범 식단**
>
> **아침**
> 녹차 또는 과채주스 1잔
> 삶은 달걀 또는 달걀부침 1~2개
> 귀리죽 또는 잡곡죽 1그릇
> 견과 또는 과일 1작은 접시
>
> **점심**
> 토마토달걀탕 또는 고기채소탕
> 생선찜(연어 등)
> 시금치·방가지똥 마늘 볶음
> 콩·호두 닭고기 볶음
> 채소볶음(양파, 브로콜리, 당근 등)
> 통곡물 파스타 또는 현미밥
>
> **저녁**
> 맑은 닭국 또는 생선국
> 새우·관자 달걀찜(또는 기타 해산물)
> 다진 고기 표고버섯·목이버섯 볶음
> 나물무침(여주, 쇠비름 등)
> 스노피(깍지완두) 또는 청태와 마를 넣은 볶음
> 오메가3 불포화 지방산을 함유한 죽(대마씨, 아마씨 등)

과도 볼 수 있으며 피부 미용에도 도움이 된다.

나의 하루 세 끼 시범 식단은 위와 같다. 주식은 주로 잡곡죽과 오메가3 불포화 지방산이 풍부한 죽(대마씨, 아마씨, 치아시드, 쌀로 만든 죽)이다. 평소에 차, 레몬수, 생수, 소량의 레드와인을 마시고, 간식으로는 견과류를 먹으며 건강에 유익한 영양소를 적당히 보충한다.

3대 보물 영양소인 식이 섬유, 항산화 물질, 오메가3 불포화 지방산, 셋 다 충분히 섭취해야 한다. 영양소를 균형 있게 섭취하면 건강하게 오래 살 수 있다.

균형 잡힌 식단은 식품 구매에서 시작된다

하루 세 끼에 3대 보물 영양소를 끼워 넣으려면 먼저 올바른 식품을 선택하고 구매해야 한다. 다음에 소개하는 식품은 모두 식이 섬유, 항산화 물질, 오메가3 불포화 지방산, 이 3대 보물 영양소가 풍부하다.

식료품을 구입할 때 다음 목록에 나온 식품을 구매하고, 날마다 각 식품군에서 2~3가지 식품을 골라 세 끼에 넣어보자. 그러면 3대 보물 영양소 및 건강에 이롭고 균형식을 이룰 영양소를 충분히 섭취하는 데 도움이 된다. 자신의 건강은 스스로 챙겨야 한다. 이제 장보기부터 시작할 때다.

<표 7-1> 건강한 식품 구매 목록

식품 종류	식품 이름
식용유	올리브유
	카놀라유
	아마씨유(냉장 보관, 고온 조리 부적합)
	콩기름, 동백기름, 땅콩기름
주식	귀리, 압맥
	통밀
	현미, 밀기울 제품
	대마씨, 아마씨(오메가3 불포화 지방산 풍부)
	좁쌀, 율무
	감자, 고구마, 마
고기, 알	생선(심해 냉수어가 좋고 자연산이 가장 좋음)
	새우, 게 등
	닭, 오리, 거위, 토끼 등 흰색 고기(자연 방사한 것 선택)

		돼지, 소, 양 등 붉은색 고기 (자유 방목한 것 선택)
		달걀 (자연 방사 및 오메가3 불포화 지방산을 먹인 닭의 알이 최상)
채소		청태, 강낭콩, 팥, 검은콩, 녹두, 완두 등 콩류
		당근
		시금치, 방가지똥, 여주
		브로콜리
		토마토
		버섯
		목이
		피망
		양파
		다시마
		두부
		콩나물
		배추
		유채
과일, 견과		딸기, 블루베리, 블랙베리
		배
		사과
		오렌지
		바나나
		키위
		하미과
		레몬
		망고
		아보카도
		호두, 아몬드
음료		과채즙 (착즙, 건더기 포함)
		녹차
		생수, 광천수
		탈지우유
		레드와인

비만이거나 당뇨병이 있는 환자는 특히 혈당 지수가 낮은 식품을 구매해야 한다. 얼마나 달콤한지만 생각하지 말고, 섭취한 후에 혈당을 얼마나 끌어올리는지를 봐야 한다. 달콤한 맛이 별로 느껴지지 않더라도 혈당 지수가 높은 식품(케이크 등)을 자주 먹으면 비만과 당뇨병에 걸리기 쉽다. 혈당 지수는 포도당 섭취 시 상승하는 정도를 100으로 잡고 이를 기준으로 다른 식품의 상대적인 혈당 지수를 측정한 것이다.

<표 7-2> 식품 혈당 지수 구간

분류	혈당지수	식품	비고
저	≤55	수박, 감자, 옥수수를 제외한 대다수 과일, 채소, 잡곡, 콩류	당뇨병 환자가 섭취할 수 있음
중	56~69	자당, 현미, 크로아상	
고	≥70	옥수수가루, 밀가루, 흰빵, 사탕, 감자, 기타 고구마류	당뇨병 환자는 섭취에 주의해야 함

건강 가이드

건강 보조제를 선택할 때 주의할 점

온갖 종류의 건강 보조제가 시중에 출시되고 하루에도 몇 개씩 광고가 쏟아지다 보니 소비자들은 결정 장애에 시달릴 수밖에 없다. 그런고로 '진짜'로 효과가 있는 제품을 가려내는 데 도움이 될 만한 정보를 몇 가지 공유하고자 한다.

건강 보조제란 무엇일까? 건강 보조제는 정상 식사 외의 보충제를 말하며 장기간 복용하면 면역력 제고, 체질 개선, 특정 질병에 대한 민감성 감소 등 인체 기능을 개선하는 데 도움이 된다. 이상의 정의를 근거로, 건강 보조제를 선택할 때는 다음 3가지를 주의해야 한다.

☑ **건강 보조제의 효과**

• **언제 효과가 나타나나?**

건강 보조제는 약이 아니다. 효과를 보려면 장기간 복용해야 한다. 건강 보조제는 복용하자마자 병이 호전되지는 않으며 광고처럼 먹자마자 눈에 띄는 변화가 생기지도 않는다.

• **누가 효과를 증명했나?**

건강 보조제의 효과는 실제 근거 없이 짐작으로 추측하는 것이 아니라 과학적 근거가 있어야 한다. 과학적 근거는 전문가 한두 사람이나 기사 몇 편이 아니라 충분한 양의 샘플과 상당한 시간에 걸친 임상 시험으로 증명된다.

임상 시험 중에는 환자가 시험에 참여한 시간, 참여자수 등에 대해 여러 번에 걸쳐 통계가 이루어져야 하고 이에 대해 유의차 분석도 해야 한다.

정리하자면, 건강 보조제의 효과는 샘플량이 충분히 많고, 충분히 오랫동안 시험이 이루어졌으며, 현저한 차이를 보이는 과학적 증거를 제공할 수 있느냐에 따라 판단해야 한다.

☑ 건강 보조제의 안전성

약은 병이 다 나으면 계속 복용할 필요가 없다. 이와 달리 건강 보조제는 오래 복용해야 효과를 볼 수 있다. 그런데 상당수 소비자가 건강 보조제를 구매할 때 효과만 신경 쓰고 안전성을 간과한다.

만약 건강 보조제를 오래 복용해 오히려 병에 걸렸다면 안 먹느니만 못한 셈이 된다. 그런 점에서 건강 보조제는 안전성이 효과보다 훨씬 더 중요하다.

건강 보조제의 안전성도 과학적 근거에 의해 결정된다. 즉 임상 시험을 통해 복용량, 복용 기한, 기준 등에 대해 분명하고 정확하게 설명할 수 있어야 한다.

☑ 건강 보조제의 품질

건강 보조제 복용은 음식을 먹는 것과는 다르다. 음식은 배를 채우기 위해 먹지만, 건강 보조제는 대충 아무거나 먹을 수 없다. 싼값에 혹해 품질을 무시했다가는 건강을 해칠 수 있다. 결국 건강 보조제의 효과와 안전성은 품질에 달려 있다.

건강 Q&A

Q1 물은 건강에 어떤 영향을 미칠까?

하나, 체온 조절에 필요하다. 물을 섭취하지 않으면 체온이 정상 범위를 벗어나 오르내리게 된다. 둘, 호흡에 필요하다. 기체가 쉽게 출입하려면 호흡이 건조해서는 안 된다. 이를 위해 촉촉하게 하는 물이 필요하다. 셋, 물은 혈액의 구성 성분 중 하나로 몸 안팎에 양분을 보내는 역할을 한다. 또 대사 과정에서 생성된 노폐물을 소변의 형태로 몸 밖으로 배출하는 데도 물이 필요하다. 그리고 관절의 윤활 작용에도 물이 필요하다.

인체 조직의 주요 구성 성분은 물이다. 그중 수분 함량이 가장 높은 기관은 뇌 조직이며, 뇌 중량의 약 75%가 물이다. 남성은 체중의 약 60%, 여성은 약 50%가 물로 이루어져 있다. 물을 충분히 마시면 신장 결석 발병률을 낮출 수 있으며, 변비를 예방하고 완화할 수 있다.

연구에 따르면, 물을 충분히 마시면 암에 걸릴 확률도 낮아진다고 한다. 또한 대사 순환이 촉진되어 노폐물이 더 많이 배출된다. 그러면 장 또는 다른 부위의 발암 물질이 인체에 해를 끼치기 전에 몸 밖으로 배출할 수 있다.

물을 충분히 마시지 않으면 이런 물질이 몸속에 머무는 시간이 길어져 해를 끼칠 기회가 늘어난다. 물을 많이 마시는 사람과 적게 마시는 사람을 비교한 연구에서는, 많이 마시는 사람이 방광암이나 직장암에 걸릴 확률이 더 낫다는 사실이 밝혀졌다.

미국에서 4만 8,000명을 대상으로 하여 10년에 걸쳐 추적 연구를 실시한 적이 있다. 그 결과, 평소의 수분 섭취량과 방광암 발병 위험이 반비례했다는 사실이 밝혀졌다. 매일 물을 2,500ml씩 마시는 사람은 상대적으로 적게 마시는 사람(1,300ml)보다 방광암 발생 위험이 절반 이하로 떨어졌다.

또 다른 연구에서는 물을 많이(매일 1,000~1,250ml) 마시는 사람은 적게(매일 250~500ml) 마시는 사람보다 직장암에 걸릴 확률이 40%나 낮았다.

정상인과 유방암 환자의 생활 습관을 비교한 연구에서는 정상인의 수분 섭취량이 유방암 환자의 4.7배로 나타났다. 물이 건강에 미치는 영향이 얼마나 큰지 알 수 있다.

수분 섭취량에 영향을 미치는 요소는 다양하다.

① 신체 활동

② 음식

③ 신장 기능: 신장 기능에 문제가 있으면 배뇨에 영향을 미친다.

④ 복용하는 약물: 일부 약물에는 이뇨 작용을 유발하는 성분이 들어 있다.

일반적으로 정상인의 하루 수분 섭취량은 1.5~2L(음식에 함유된 수분 포함)이고, 구체적인 양은 개인의 체격에 따라 다르다.

물론 수분 섭취량은 수분의 균형과도 연관된다. 우리 몸은 어디에서 수분을 얻을까?

하나, 음식을 통해 섭취한다. 특히 수분 함량이 높은 과일과 채소에서 수분을 섭취하는데, 대략 70%가 물로 이루어져 있고 수박처럼 수분이 많은 경우에는 80~90%가 물이다.

둘, 국물이나 음료로 섭취하는 물이 약 1~1.5L이다. 이렇게 보면 우리가 하루 세 끼를 통해 섭취하는 수분량이 약 1L에 달하는데, 이 점을 인지하고 있는 사람이 많지 않다. 셋, 몸속의 대사 과정에서도 수분이 생성된다.

수분이 손실되는 경우도 대략 3가지로 정리할 수 있다.

하나, 신체 활동으로 땀이 배출되면 대량의 수분이 손실된다.

둘, 호흡 과정에서 약 500~700ml의 수분이 손실된다.

셋, 대소변 배출에서 가장 많은 수분이 손실된다. 소변을 통해 500~1,500ml의 수분이 배출되고, 대변을 통해서도 배출된다. 수분 손실은 기후와도 관련이 있다. 기온이 올라가면 땀 배출이 늘어 수분 손실도 증가한다.

수분의 섭취와 손실 경로를 알았다면 개인의 상황에 따라 수분 균형을 유지할 수 있게 섭취량을 조절할 수 있다.

국물, 광천수, 우유, 과즙 등 수분을 함유한 다양한 음식을 통해서도 수분을 섭취할 수 있지만, 생수로 수분을 섭취하는 것이 가장 바람직하다.

주류, 커피 등의 음료를 통해서도 수분을 섭취할 수는 있지만, 술은 알코올, 커피는 카페인을 함유하고 있어 장기적으로 마시는 것은 건강에 해롭다.

Q2 노년층은 수분을 많이 섭취하지 않아도 될까?

노년층 중에는 목이 안 말라서 물을 안 마신다고 하는 사람이 적지 않다. 정말로 그럴까? 당연히 아니다. 나이가 들면 생리적 변화가 생기고 신진대사가 느려진다. 탈수에 둔감해지면, 목이 말라도 갈증을 느끼지 못한다. 그렇다고 해서 물을 적게 마셔도 되는 것은 아니며, 오히려 수분을 더 자주 보충해야 한다.

그러나 심장병이나 야간뇨, 저나트륨 혈증이 있는 경우에는 과도한 수분 섭취를 피해야 한다. 심장병이 있는 사람이 물을 많이 마시면, 심장에 부담이 커져 부종이 생길 수도 있다.

Q3 채식을 할 때 주의할 점은?

건강 관련 지식이 널리 퍼지면서 채소, 과일, 잡곡을 많이 먹고 붉은 고기는 적게 먹어야 한다는 정도는 이제 상식이 되었다. 채식주의가 가장 건강한 생활 양식이라고 생각하는 사람도 적지 않다. 과연 그럴까?

비타민, 미네랄이 풍부하고 지방이 적고 식이 섬유도 풍부한 채식 식단이 여러모로 건강에 이롭고 건강 원칙에도 부합하는 것은 사실이다. 그러나 완전 채식을 하면 영양 섭취가 불완전해지므로 건강에 문제가 발생할 수 있다.

육류는 철분과 비타민 B_{12} 등 영양소의 주요 공급원이고, 오메가3 불포화 지방산 속 유효 성분인 EPA와 DHA도 동물의 체내에만 존재한다. 가장 큰 문제가 되는 것은 단백질이다. 인체에 유익한 필수 아미노산을 완전하게 포함하고 있는 것은 육류뿐이다. 그래서 완전 채식을 하는 사람은 이런 영양소를 섭취하기가 어렵다.

채식주의자가 아닌 사람이 채식의 장점을 취하면서도 단점을 해결하려면 어떻게 해야 할까? 이에 대한 절충안이 있다. 일주일 중 며칠을 정해 하루 한 끼를 채식으로 하고 나머지 끼니는 정상식으로 섭취하면 된다.

이는 건강에도 이롭고 실천하기도 쉬운 방법이다. 또 연구 결과로도 효과가 입증되었으니 한번 시도해봐도 좋을 것이다.

세상에 완벽한 식품은 없다. 육류, 당과 지방, 다음에서 설명할 우유도 종류가 다른 음식일 뿐이다. 따라서 '이건 반드시 먹어야 해', '이건 절대로 먹으면 안 돼'라는 이분법적 사고로 접근하지는 말아야 한다. 각 음식의 특징을 정확히 알고 개인의 상황에 맞게 선택하는 것이 현명하다.

Q4 우유를 먹어야 할까, 먹지 말아야 할까?

우유 섭취와 관련해 2가지 관점이 있다. 하나는 누구나 우유를 마시라는 것이고, 다른 하나는 사람은, 특히 성인은 우유를 전혀 마시지 않아도 된다는 것이다. 둘 다 너무 극단적이므로 절충안이 필요하다. 즉 사실에 근거해 문제를 잘 살펴봐야 한다.

☑ 우유의 장점과 단점

사실 우유 자체는 좋은 영양 식품이다. 우유는 단백질, 칼슘, 비타민 D, 비타민 B_{12} 등 주요 영양소를 풍부하게 함유하고 있다. 그러나 우유를 비롯한 유제품은 지질, 특히 포화 지방산과 콜레스테롤을 다량 함유하고 있다.

그런 점에서 성인은 우유를 많이 마실 필요가 없다. 오히려 몸속의 지방과 콜레스테롤 수치를 높일 수 있기 때문이다. 그러나 어린이는 다르다. 아동기는 비타민, 콜레스테롤, 단백질을 포함해 우유에 함유된 모든 영양 성분이 필요한 시기이므로 우유를 많이 마셔야 한다.

☑ 탈지우유로 문제 해결

식품 가공업의 발전으로 우유도 생우유(젖소에게서 막 짜낸 우유로, 모든 성분이 포함된 우유, 즉 흔히 말하는 전지 우유를 말함) 한 가지만 있던 상황에서 벗어났다. 우유도 가공이 가능해졌다. 예를 들어 우유에 함유된 지방, 콜레스테롤을 제거해 저지방 또는 무지방 우유로 만든다. 단백질과 비타민 등만 남기면 성인도 섭취할 수 있다.

☑ 적당량 섭취

전지 우유든 가공 우유든, 아동이든 성인이든, 적정 섭취량을 지켜야 한다. 하루에 250~500ml 정도가 적당하며 과도하게 섭취하지 않는다.

아동이 성인보다 유제품 섭취가 필요한 것은 확실하다. 성인은 지방과 콜레스테롤의 과다 섭취를 줄이기 위해서 전지 우유 대신 탈지 우유를 마시고 양도 조절한다.

Q5 육류를 섭취하는 데도 주의할 점이 있을까?

육류 섭취도 대중의 관심사 중 하나다. 먹느냐 마느냐, 많이 먹느냐 적게 먹느냐, 어떤 고기를 많이 섭취하고 어떤 고기를 적게 섭취해야 하나 등에 대해 하나하나 알아보자.

먼저 육류는 크게 붉은 고기와 하얀 고기로 나뉜다. 붉은 고기는 소고기, 양고기, 돼지고기를 말하고, 하얀 고기는 닭, 오리 등 가금류와 생선을 말한다. 현재 영양학계의 공통된 의견은, '붉은 고기는 적게, 하얀 고기는 많이' 섭취하라는 것이다. 그렇다면 왜 붉은 고기보다 하얀 고기가 나을까?

☑ **지방을 살펴보자.**
주된 원인은 붉은 고기(특히 소고기)에 함유된 과도한 지방에 있다. 게다가 이 지방은 기본적으로 다 포화 지방산이다. 이는 붉은 고기의 가장 큰 특징이기도 하다. 앞에서 살펴봤듯이 포화 지방산 함유량이 많을수록 열량도 높다.

반면에 생선, 가금류 같은 하얀 고기는 포화 지방산 함량이 매우 낮고 인체에 유익한 오메가3 불포화 지방산 함량이 높은 편이다. 이 점이 붉은 고기와 하얀 고기의 가장 두드러지는 차이점이다.

☑ **조리법을 살펴보자.**
많은 연구 결과, 직장암, 위암 등 여러 암의 발병은 붉은 고기의 과도한 섭취와 어느 정도 관계가 있음이 밝혀졌다. 왜 붉은 고기를 많이 섭취하면 암이 생길까?

일반적으로 육류는 고온에서 조리된다. 그런데 섭씨 수백 도가 넘는 고온에서 고기를 구우면 고기 속 아미노산과 크레아틴이 반응하면서 헤테로사이클릭아민류라 불리는 발암 물질이 생성된다. 또 삶거나 끓이는 방법은 100℃ 이하지만 조리 시간이 지나치게 길어 이 또한 좋지 않다.

그래서 불에 굽거나 장시간 끓이는 방식으로 조리된 붉은 고기는 위암 등 여러 병증을 일으킬 수 있다. 육류를 자주 섭취한다면 특히 주의해야 한다.

☑ **육류의 살균에 대해 살펴보자.**

붉은 고기든 하얀 고기든 모두 동물의 고기이므로 광우병, 구제역 등 동물의 질병이 인간에게 전파될 수도 있다. 물론 실제로 질병을 일으키거나 치명적인 위협을 가하는 동물 병원균은 그리 많지 않지만 미리 조심해서 나쁠 일은 없다.

육류를 처리할 때 온도가 충분히 높지 않으면 병원균을 제거할 수 없고, 온도가 지나치게 높으면 살균과 동시에 다른 문제를 일으킬 수 있다. 이는 앞서 언급한 내용과 모순된다.

일반적으로 대다수 세균은 보통의 조리 온도에서도 다 죽는다. 또 저온 소독도 좋은 방법이다. 즉 종류에 상관없이 일단 고기를 냉동실에 넣기만 해도 세균을 처리할 수 있다.

육류의 단점이 적지 않지만 무조건 부정적으로만 봐서는 안 된다. 장점도 상당하기 때문이다.

육류는 단백질이 풍부하다. 붉은 고기든 하얀 고기든 다 풍부한 단백질을 공급한다. 지방산 중에 필수 지방산이 있듯이, 단백질의 기본 구성단위인 아미노산에도 필수 아미노산, 즉 반드시 음식을 통해 섭취해야 하는 아미노산이 존재한다. 그러나 식물성 음식으로는 모든 필수 아미노산을 섭취하기 어렵다. 그러므로 단백질 섭취 측면에서 육류는 매우 중요하다.

육류는 철분과 비타민 B_{12}가 풍부하다. 육류는 철분 함유량이 상당히 높은 편으로 철분을 보충할 수 있는 가장 좋은 식품이다. 철분 보충이 필요한 여성에게 소고기를 조리해주는 것도 좋은 방법이다. 소고기는 철분 함량이 높고 철분은 적혈구 생성에 중요한 역할을 한다. 비타민 B12는 요구량이 많지도 않고 다른 식품을 통해서도 쉽게 보충할 수 있지만, 어쨌든 비타민 B12의 주요 공급원도 육류이다.

붉은 고기에 단점이 있다고 해서 아예 입에도 안 대기보다는, 지방이 많은 부위는 피하고 살코기 위주로 섭취하는 것이 좋겠다.

상대적으로 가장 좋은 육류는 생선이다. 생선은 단백질, 철분 등의 영양물질도 풍부하고 오메가3 불포화 지방산 함량도 높다. 강이나 호수에 서식하는 담수어에도 오메가3 불포화 지방산이 존재하기는 하지만 심해어만큼 함량이 높지는 않다.

다만 서식하는 환경이 오염됐다면 아무리 좋은 생선도 건강에 해를 끼친다. 따라서 오염되지 않았다는 것을 전제로 할 때, 성분만 볼 경우 남녀노소에게 모두 이로운 식품은 생선이다.

고기를 먹지 않는 채식주의자라면 대두 등 콩류 및 견과류를 통해 단백질을 섭취할 수 있다.

7장 핵심 내용

1. '채소, 과일, 생선, 싱겁게' 식이 원칙: 녹색 잎채소, 과일, 생선을 자주 섭취한다. 매일 수분을 충분히 섭취한다. 깨끗하고 오염되지 않은 물에서 잡힌 생선과 해산물을 섭취한다.

2. 식이 섬유, 항산화 물질, 오메가3 불포화 지방산, 이 '3대 보물 영양소'가 골고루 섞인 음식을 섭취하면 균형 잡힌 영양을 공급할 수 있고 건강하게 오래 살 수 있다. 어느 하나라도 부족하면 안 된다.

3. 하루 세 끼를 통해 현대인의 식단에서 부족한 '3대 보물 영양소'를 보충해 영양 불균형을 해소하고 방지하는 것이 건강한 음식 섭취의 비결이다. 이 장에서 제시한 식품을 구매하고 날마다 각 식품군에서 2~3가지를 골라 세 끼에 넣으면, '3대 보물 영양소'를 충분히 섭취하는 데 도움이 된다.

⑧ 지금은 웰니스의 시대

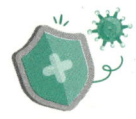

'웰니스(wellness)'를 추구하는 시대가 도래하면서 건강을 지키고 젊음을 유지하는 법이 사회적으로 주목받고 있다. 그러나 건강에 신경을 많이 쓰고 오래 살려고 부단히 노력하는 와중에도 산해진미의 유혹을 이기지 못해 올바른 음식 섭취와는 거리가 먼 행동을 누구나 종종 하곤 한다. 이는 사람들의 의식 체계와 관련이 있다.

이번 장에서는 확고한 건강 신념을 바로 세우는 법과 함께, 현재 주목받는 건강 이슈인 비만, 초미세 먼지, 불임, 암, 장내 세균총 등이 건강에 미치는 영향에 대해 알아보겠다.

건강을 지키려면 3가지 '감'을 가져야 한다

건강을 위해서는 먼저 스스로 경각심을 느껴야 한다. 즉 위기감, 긴박감, 책임감, 이 3가지 '감'이 필요하다.

위기감

사람들은 자기 앞에서 비참한 일이 벌어지기 전까지는 위험이 얼마나 가까이에 도사리고 있는지 알지 못한다. 사실 우리는 모두 이런 만성 질병 고위험군에 속한다. 이 책의 도입부에서 말한 것처럼, 중국에서는 신규 암 환자가 매일 1만 2,000여 명씩 늘고 하루에 7,500여 명이 암으로 세상을 떠나고 있다. 심혈관계 질환 환자는 3억 명에 달해 5명 중 1명은 심혈관 질환 환자이고, 10초에 1명씩 심혈관 질환으로 사망한다.

암과 심혈관 질환의 발병률과 그로 인한 사망자 수만 해도 이토록 무시무시한데, 지방간·비만·당뇨병 등의 발병률은 이보다 더 높아 각 질환의 환자 수가 모두 1억 명을 넘어섰다. 이뿐만 아니라 알츠하이머병 등 다른 만성 질환도 부지불식간에 우리 일상을 파괴하고 있다. 주목할 점은, 단순히 만성 질환의 발병률만 증가하는 것이 아니라는 점이다. 발병 연령이 점차 어려지고 있고, 발병률과 사망률이 모두 배로 늘고 있으며, 그 증가 속도도 빨라져 만성 질환에 걸릴 확률이 점차 커지고 있다.

연구 결과에 따르면, 이런 만성 질환의 발생 및 진행은 우리가 선택하는 음식, 식습관과 밀접한 관계가 있다. 이처럼 위험한 환경에서 생활하는 한, 빈부·신분·성별·나이에 상관없이 만성 질환을 앓을 가능성이 있으므로 우리 모두 위기감을 느껴야 한다.

긴박감

많은 이들, 특히 젊은이들이 입버릇처럼 하는 말이 있다. "나는 아직 젊어서 아픈 데가 없어." 하지만 노년이 되거나 특정 연령대에 이르러야만 심각한 질환에 걸리는 것이 아니다.

현재 여러 질병의 발병 연령대가 눈에 띄게 낮아지고 있다. 뇌출혈, 심근 경색, 부정맥, 악성 종양 등은 뚜렷한 전조 증상이나 오랜 시간에 걸친 증상 없이 갑자기 나타나 사망에 이르게 한다. 근래 들어 한창나이에 요절하는 사람이 적지 않은 이유이다.

만성 질환 중 상당수가 초기에는 뚜렷한 증상을 보이지 않는다. 그러나 병증이 분명해졌을 때는 이미 치료가 어려운 상황인 경우가 많다. 그러므로 요행을 바라지 말고, 위기가 닥쳤을 때 해결하느니 미리미리 위기를 피하는 것이 현명하다.

또 질병의 발생은 환자가 어린 시절에 경험한 생활 방식이나 식습관과 관련이 깊다. 최신 연구에서는 청소년기의 잘못된 식습관이 성인이 된 이후 만성 질환의 발병 위험을 크게 높인다는 사실이 밝혀졌다. 특히 일부 영양소를 불균형하게 섭취한 것이 이에 해당된다. 따라서 병을 예방하고 건강을 유지하려면 긴박감을 가져야 한다.

책임감

건강은 개인의 문제라고 생각하는 사람들이 있다. 내 건강은 오롯이 나만의 문제일 뿐, 다른 사람과는 무관하다는 것이다. 어느 정도는 맞는 말이다.

건강은 당신의 문제가 맞지만 당신'만'의 문제는 아니다. 당신의 건강은 많은 사람, 더 나아가 사회 전체에 영향을 미칠 수 있다. 가족 중에 아픈 사람이 생기면 온 가족이 경제적, 정신적 부담에 시달리고 여러 면에서 영향을 받는다. 심각한 경우에는 중병에 걸린 가족 구성원으로 인해 가정이 파괴되기도 한다.

개인의 건강 문제로 조직, 지역, 사회 전체가 흔들리기도 한다. 예를 들어 기업 총수가 쓰러지면 기업은 심각한 타격을 입는다. 심한 경우, 경영난을 넘어 파산으로 이어져 수많은 직원의 생계가 위태로워진다. 이처럼 개인의 건강은 혼자만의 문제가 아니라 가정과 사회와도 밀접한 관련이 있다. 건강을 추구하는 것은 자신은 물론, 가족, 사회에 대해서도 책임을 지는 것이다. 따라서 우리 모두 건강한 책임감을 가져야 한다.

건강한 위기감, 긴박감, 책임감을 가진 사람은 건강하게 살려고 부단히 노력한다. 건강을 지키는 과학적이고 효과적인 방법을 찾아 실천에 옮기면, 결국 '건강한 삶'을 선물로 받게 된다.

비만은 우리의 건강을 위협한다

몸속에 과도한 지방이 쌓이면 비만해진다는 사실은 누구나 안다. 좀 더 상세히 설명하면, 지방 세포가 늘고 크기도 커져서 뚱뚱해진다.

해부학적인 측면에서 인체의 지방은 2가지로 나뉜다. 하나는 피부밑에 자리한 피하 지방이다. 흔히 접하는 비만인은 대개 피하 지방이 과도하게 쌓여 비만해진 경우다. 다른 하나는 심장,

간, 신장 등 장기 주변에 분포한 지방 조직으로, 장기를 보호하는 역할을 하는 내장 지방이다. 정상인의 몸에도 내장 지방이 있지만 비만인보다 그 양이 적다. 배만 불룩 나온 경우를 주변에서 흔히 볼 수 있는데, 이는 부귀의 상징이 아니라 심각한 위험 신호이다.

어디에 붙은 군살이 가장 위험할까? 바로 복부이다. 즉 장 위쪽을 덮은 지방이 건강을 가장 심각하게 위협한다. 예전에는 복부 지방이 그저 에너지를 저장하는 역할만 한다고 생각했다.

몸에 지방이 많아지면 복부에 저장되므로, 지방이 많을수록 배가 불룩 나온다. 그러나 복부 지방은 단순히 에너지를 저장하는 역할만 하는 것이 아니다. 하버드대학교 의학전문대학원 지질연구센터의 연구 결과, 복부 지방은 여러 질병의 발생과 밀접한 연관이 있다는 사실이 밝혀졌다.

일단 복부 지방이 많아지면 지방 대사, 호르몬(인슐린 등) 분비, 혈액 점도 및 장내 세균총 등에 영향을 미친다. 많은 연구 결과에서 복부 지방 증가가 고지혈증, 지방간, 당뇨병, 인슐린 내성, 대사 증후군, 암 등과 연관성을 보이는 것도 이 때문이다.

또한 복부 지방에서 높은 비율을 차지하는 오메가6 불포화 지방산은 전신 염증 반응을 일으킨다. 앞서 살펴봤듯이 염증이 심각하면 다른 질병에 걸릴 위험성도 커진다. 복부 지방이 염증에 민감한 것을 알 수 있다.

연구 결과, 비만은 대개 저강도 만성 염증을 동반하는데, 이 염증이 비만을 더 악화시킨다. 비만과 염증은 서로 악영향을 미치기 때문에 비만인은 만성 질환 발병 고위험군에 속한다.

복부 지방의 위험성은 알겠는데, 복부 지방의 기준치 초과 여부는 어떻게 알 수 있을까? 다음에서 소개하는 3가지 지표의 측정 결과로 복부에 불필요한 지방이 있는지(과체중 또는 비만 여부)를 판단할 수 있다.

체질량 지수

체질량 지수(Body Mass Index, BMI)는 현재 전 세계에서 가장 유행하는 과체중 또는 비만을 판단하는 지표로, 몸무게(kg)를 키(m)의 제곱으로 나눈 값이다.

일반적으로 아시아인의 평균적인 체질량 지수는 다음과 같다.

정상 체중   18.5~22.9
과체중   >23
비만   >30

그러나 중국의 전문가들은 중국인의 경우 18.5~23.9가 정상 체중이고, 24 이상이면 과체중, 28 이상이면 비만으로 봐야 한다고 주장한다(대한비만학회에 따르면 18.5 미만은 저체중, 18.5~22.9는 정상 체중, 23~24.9는 과체중, 25~29.9는 1단계 비만, 30~34.9는 2단계 비만, 35 이상은 3단계 비만으로 분류된다 — 옮긴이).

하지만 앞에서도 말했듯이, 과도한 복부 지방이 다른 부위에 쌓이는 지방보다 훨씬 위험하므로 복부 지방의 기준치 초과 여부를 더 신경 써야 한다. BMI는 체질량을 전반적으로 가늠하는 지수일 뿐, 복부 지방의 기준치 초과 여부는 알 수 없다. 그러므로 다음의 2가지 지표를 참고해야 한다.

허리-엉덩이 비율

허리-엉덩이 비율(Waist-to-Hip Ratio, WHR)은 허리의 가장 가는 부위의 길이를 엉덩이의 가장 넓은 부위의 길이로 나눈 값이다. WHR에 따른 심장병, 중풍, 당뇨병 등 지질 관련 질병 발병 위험도는 다음과 같다.

<표 8-1> WHR에 따른 심장병, 중풍, 당뇨병 등 지질 관련 질병 발병 위험도

성별	허리-엉덩이 비율	위험도
여성	<0.8	이상적
	0.8~0.85	약간 위험
	>0.85	매우 위험
남성	<0.95	이상적
	0.95~1	약간 위험
	>1	매우 위험

허리둘레

일반적으로 아시아 여성의 적정 허리둘레는 80cm 이하이고, 남성은 85cm 이하이다. 지금까지 3가지 방법을 언급했는데, 복부 지방을 측정할 때는 BMI와 WHR, 허리둘레를 종합적으로 고려해야 유의미한 결과를 도출할 수 있다. 특히 허리둘레 재기는 간단하면서도 편한 방법이다.

정리하자면 체중 조절 또는 감소(체지방 감소)는 발병 위험을 낮추는 데 큰 도움이 된다. 그렇다면 어떻게 해야 위험한 지방을 없앨 수 있을까? 가장 효과적인 방법은 운동과 식이 조절이며, 약물에 의존해서는 안 된다. 복부 비만을 해결하는 안전하면서도 효과적인 약은 아직까지는 없는 것으로 알고 있다.

중·고강도 운동은 복부 지방을 없애는 데 효과가 있다. 물론 운동과 더불어 식이 조절도 함께 해야 한다. 앞서 말했듯이 전체적인 에너지 섭취를 제한하고 당 함량이 높은 음식, 포화 지방산, 트랜스 지방산, 오메가6 불포화 지방산 섭취를 줄이고, 오메가3 불포화 지방산 섭취를 늘린다. 또 잡곡이나 신선한 채소와 과일을 자주 섭취한다.

암과 싸우는 새로운 접근 방법

현재 암 치료의 문제와 도전 과제

중국의 암 발병률은 갈수록 높아지고 있으며, 암으로 사망하는 사람 수도 늘고 있다. 암은 이미 주요 사망 원인 중 하나가 되었다. 그래서 암 치료와 회복 문제에 이목이 쏠리고 있다.

일반적인 암 치료 방법으로는 수술, 화학 요법, 방사선 치료 등이 있다. 그러나 이런 치료법의 예후가 그다지 이상적이지는 않다. 《중국중의약보》가 2014년에 발표한 보고서에 따르면, 중국 암 환자의 전체 5년 생존율(종양 환자가 각종 치료를 받고 나서 5년 이상 생존한 비율)은 30.9%로 상당히 낮은 수준이다(최근 약 40%로 소폭 증가). 다시 말해 암 치료 중인 환자 10명 중 5년 이상 생존한 사람이 3~4명밖에 없다는 뜻이다.

게다가 기존의 치료법은 심각한 부작용을 종종 동반한다. 간, 신장, 위장, 골수 등에 발생한 손상은 치료 후에 몸이 극도로 쇠약해진 환자들에게 적지 않은 고통을 준다.

과학자들은 더 효과적인 치료법을 알아내기 위해 고군분투하고 있다. 현재 가장 주목받는 새로운 치료법은 표적 치료와 면역 치료 등이다. 이런 치료법이 도입되면서 완치에 대한 새로운 희망이 생기기는 했으나 치료의 유효성을 포함한 여러 가지 문제들이 아직 남아 있다.

사실 정말로 치료 효과가 있는 것은 별로 없다. 통계에 따르면 약물 치료의 효과도 약 25%밖에 안 된다. 몸이 쇠약한 환자는 버틸 수 없을 정도로 심각한 부작용을 동반하는 화학 요법과 방사선 치료는 더 말할 것도 없다. 게다가 일부 치료법은 효과는 있지만 상당수 환자가 금세 약물에 내성을 갖게 된다. 같은 약을 여러 번 사용하면 더는 치료할 수 없는 것이다.

현재 암 치료는 단순히 종양 세포를 죽이고 줄이는 데 집중하는 면이 있다. 그러나 더 관심을 가져야 할 부분은 생존 기간이나 삶의 질 등 환자의 전반적인 건강 상태이다. 이런 문제를 고려하면 종양 세포를 죽이는 것으로 끝날 일이 아니다. 환자가 더 잘, 더 오래 살 수 있게 하는 것이 가장 중요하다.

새로운 개념의 항암이란

지금까지의 연구 결과, 종양의 발생·진행·전이·재발은 모두 영양 대사와 긴밀한 관계가 있었다. 종양 세포가 자라는 데 필요한 영양물질과 전이 및 재발에 필요한 미세 환경은 정상 조직 세포가 필요로 하는 영양소와 전혀 달랐다.

따라서 종양 세포의 생장과 전이에 필요한 영양소 공급을 중단하고 정상 세포 배양에 필요한 영양소 공급을 늘리는 것이 암 환자의 치료와 회복에 매우 중요하다.

현재의 치료법을 바탕으로 종양 세포의 대사 및 미세 환경의 특징을 '표적'으로 삼아 효과적인 영양 요법을 더해야 한다.

구체적으로 살펴보자. 종양 세포가 필요로 하는 특정 영양소가 있다. 예를 들어 암이 대사하고 생장하는 데는 많은 당이 필요하다. 또 지방 합성이 늘어난다. 지방 합성을 이용해 암은 계속 크기를 키워나간다. 따라서 암의 생장과 관련된 이런 대사 통로는 모두 영양 요법의 '표적'이 될 수 있다. 이는 논밭(인체)에서 자라는 곡물(정상 세포)과 잡초(암세포)에 비유할 수 있다. 곡물과 잡초는 같은 땅에서 자라지만 그들이 생존하고 성장하는 데 필요한 영양과 환경은 같지 않다.

기존에는 제초제(화학 요법에 쓰이는 항암제)를 이용해 단순하면서도 우악스럽게 잡초를 죽였다. 그러나 잡초의 뿌리는 죽지 않아 '봄바람만 불면 다시 살아났다.' 그러다가 적당한 영양과 환경이 제공되면 잡초는 무서운 속도로 퍼져나갔다. 또 제초제를 사용하면 다른 작물 중 일부도 불가피하게 같이 죽는다는 부작용이 있었다.

영양 요법의 기본 원리는 다음과 같다. 먼저 제초제를 적당히 사용한 후, 곡물과 잡초의 영양 조건과 생존 환경을 조정해 잡초가 자라는 데 필요한 특정 영양물질과 미세 환경을 완전히 제거함으로써 논밭을 곡물만 자랄 수 있는 환경으로 바꾼다.

이러면 잡초는 성장에 필요한 영양물질이 부족해 제대로 성장하지 못하거나 죽는다. 반면에 곡물은 알맞은 영양물질을 얻어 건강하게 자란다.

영양 요법은 종양의 크기에는 큰 영향을 미치지 않아 화학 요법과 방사선 치료처럼 크기를 확 줄이지 못할 수는 있으나 종양의 전이와 재발을 억제할 수 있다. 가장 중요한 점은 영양 요법이 환자의 삶의 질을 개선하고 화학 요법과 방사선 치료의 부작용을 줄인다는 점이다. 물론 종양의 크기를 줄이고 환자의 생존 기간을 연장하는 데 영향을 미칠 수도 있다.

하버드대학교 연구팀은 오메가3 불포화 지방산을 주요 영양소로 하는 영양소 배합물로 영양 요법을 실시해 종양 세포의 영양 대사(특히 지방 대사)를 억제하고 종양의 미세 환경을 '표적'으로 삼아 종양의 생장과 전이를 억제해 암에 걸린 동물의 생존 기간을 늘리는 데 유의미한 효과를 봤다.

인체 폐암 세포를 대상으로 한 연구에서는 오메가6 불포화 지방산과 오메가3 불포화 지방산의 비율을 낮추자 폐암 세포의 침투 능력이 현저히 떨어져 오메가6 불포화 지방산과 오메가3 불포화 지방산의 비율을 낮추는 영양 요법이 항암에 효과가 있다는 사실이 증명되었다.

  암 치료에 영양 요법을 더하는 것은 단순히 종양의 생장이나 전이를 막고자 하는 것이 아니다. 이보다 더 중요한 목적은 기존 치료법의 부작용을 줄이는 것이다. 화학 요법과 방사선 치료는 대개 골수, 위장을 손상시킨다.

  영양 요법에 쓰이는 식이 섬유, 채소, 과일 속 항산화 물질, 오메가3 불포화 지방산 등의 영양소는 모두 대자연의 선물이라 안전하다. 또한 다른 화학 요법과 달리 영양 요법은 비용이 적게 들어 경제적 부담을 주지 않으며 환자에게 생리적, 심리적 고통도 주지 않으므로 일반 대중에게 이로운 치료법이다. 제대로 먹는 것도 중요하지만 체력을 단련하고 마음을 다스리는 것도 암 치료에 영향을 미친다. 최대한 몸을 움직이고 즐겁고 평온한 마음을 유지해야 영양 요법이 제대로 효과를 발휘할 수 있다.

  앞으로는 영양 요법이 암 치료의 중요한 부분이 될 것이다. 더 많은 연구 결과가 나와서 환자의 회복에 도움이 되는 방안을 찾아낼 뿐 아니라 삶의 질을 개선하고 생존 기간을 늘리길 바란다.

초미세 먼지의 해악으로부터 건강 지키기

초미세 먼지의 해악

  최근 들어 빈번하게 발생하는 스모그와 그 심각성으로 인해 초미세 먼지가 건강에 미치는 해악이 주목받고 있다. 초미세 먼지는 입자 크기가 2.5㎛ 이하인 먼지를 말하는데, 이는 머리카락 지름의 1/20 정도의 크기다. 도대체 얼마나 작은 걸까?

간단히 말하자면, 우리 몸을 겹겹이 감싼 장벽을 거침없이 뚫고 들어올 수 있는 크기다. 일단 인체로 흡입된 초미세 먼지는 코와 인후를 거쳐 기관지와 폐포를 지난다. 폐포벽을 통과해 모세 혈관으로 들어간 초미세 먼지는 결국 혈액을 따라 순환하며 전신을 공격한다. 하버드대학교 연구팀은 형광 염료의 일종인 플루오레세인을 초미세 먼지에 묻혀 인체에 침투하는 경로를 관찰했다. 그 결과 초미세 먼지는 폐를 지나 심장, 뇌, 간, 신장, 비장, 심지어 고환 등 온갖 조직에 침투해 머물렀다.

초미세 먼지는 호흡기계, 심혈관계, 혈액계, 신경계, 생식기계 등 여러 계통에 상당한 위해를 가한다. 호흡기계가 손상되면 천식, 기관지염, 심지어 폐암까지 생기고, 심혈관계가 손상되면 심근 경색, 동맥 경화, 관상 동맥 질환 등이 생긴다. 선천적 결손증, 수명 단축을 부를 수도 있다.

그렇다면 초미세 먼지는 인체에 어떻게 해를 입힐까? 1장에서 살펴봤듯이 만성 염증은 현대인의 만성 질환을 일으키는 주요 요인이다. 많은 연구에서 인체 조직에 누적된 초미세 먼지가 만성 염증 반응을 일으킨다는 사실이 밝혀졌다. 또한, 과다한 자유 라디칼을 생성해 몸속의 항산화 방어 체계를 무너뜨리고 산화 스트레스로 인한 손상을 일으켜, 결국 조직 세포를 손상시키거나 사망케 하고 병변을 일으킨다.

게다가 지름이 작고 면적이 크면서 활동성이 강한 초미세 먼지는 납, 카드뮴, 비소 같은 중금속 유해 물질을 흡착하기 쉽다. 초미세 먼지가 몸속에 침투하면 초미세 먼지에 달라붙어 있던 이런 독성 물질도 각 조직 세포에 들어가 병리적 변화를 일으키고 암을 발생시킨다.

초미세 먼지의 해악을 막는 방법

초미세 먼지에 대한 대응 조치로는 실외 활동 시간 줄이기, 실외 활동 강도 낮추기, 공기 청정기 사용하기, 실내에서 식물 키우기, 외출 시 마스크 착용하기 등이 일반적이다. 그러나 이런 대응 조치의 효과는 미지수이다. 일단 외출 시간을 줄일 수는 있으나 완전히 실내에만 머무를 수는 없기 때문이다.

또 마스크를 쓰면 호흡기로 들어오는 초미세 먼지를 어느 정도 막을 수는 있으나 산소 부족으로 호흡 곤란을 겪을 수도 있다. 노인, 아동, 심장이 약한 사람은 문제를 겪을 수 있다. 근본적으로 문제를 해결하려면 초미세 먼지를 없애면 되겠지만, 하루아침에 해낼 수는 없는 일이며 긴 시간이 필요하다.

지금의 생활 환경에서는 초미세 먼지와의 동행을 피할 수 없다. 짧은 시간 안에 초미세 먼지 문제를 개선할 수 없고 초미세 먼지 흡입을 피할 수 없는 상황이라면, 저항력을 높여서 초미세 먼지가 건강에 미치는 해악을 줄이는 것은 어떨까? 수해를 막을 수 없는 상황이라면, 댐을 더 튼튼하게 지어 피해를 줄이는 것처럼 말이다. 초미세 먼지를 흡입하더라도 병에 걸리지 않거나, 병에 걸리더라도 심하지 않으면 되지 않을까?

초미세 먼지가 산화 스트레스로 인한 손상과 만성 염증을 불러와 각종 질환을 일으키는 것은 이미 알려진 사실이다. 따라서 초미세 먼지가 체내에서 일으키는 만성 염증을 억제하거나 줄이면, 초미세 먼지로 인한 발병 위험을 줄이고 면역력을 높일 수 있다.

항산화 물질과 오메가3 불포화 지방산은 산화 스트레스와 만성 염증을 억제하고 세포 손상을 막는 데 효과적이다. 하버드대학교 연구팀은 실험 쥐를 대상으로 초미세 먼지를 흡입하기 전후, 고순도 어유 형태로 오메가3 불포화 지방산을 보충했을 때와 그렇지 않았을 때를 비교했다. 그 결과 오메가3 불포화 지방산을 보충한 쥐의 체내 염증 반응이 현저히 낮았다. 이는 오메가3 불포화 지방산이 초미세 먼지로 인한 만성 염증을 예방하고 치료하는 데 효과가 있음을 입증한 것이다.

최근 10년 동안 진행된 초미세 먼지 관련 임의 시험과 코호트 연구 결과를 종합한 결과도 이와 비슷하다. 즉 특정 영양소(오메가3 불포화 지방산, 비타민 B군 중 일부, 비타민 C, 비타민 E 등)가 초미세 먼지로 인한 병리적 반응을 억제하는 데 효과가 있다는 것이다. 이는 대체로 이 영양소들의 항산화 작용과 항염 효과 덕분이다.

그러므로 기존의 예방 조치를 십분 활용해 초미세 먼지의 체내 유입을 막는 한편, 건강에 유익하고 항염 효과가 있는 영양물질, 특히 오메가3 불포화 지방산처럼 비교적 안전한 영양소를 평소에 자주 섭취해야 한다. 이렇게 체력을 높이고 초미세 먼지의 위협에 맞서면, 병에 걸릴 확률을 큰 폭으로 줄일 수 있다.

장내 세균총과 건강

장내 세균총이 그저 '장에 기거하는', '별 볼 일 없는', '외부 이주자'라고 생각하는 사람이 적지 않다. 우리가 장내 세균총의 생존·번식에 필요한 영양과 환경을 제공하는 것은 분명한 사실이다. 그러나 이 '외부 이주자'도 장에서 무위도식하지는 않는다.

사실 장내 세균총은 건강과 긴밀한 관계가 있다. 가장 잘 알려진 것이 장내 세균총의 소화 및 면역 기능이다. 근래 들어 관련 연구가 성과를 보이면서 장내 세균총이 대사 질환에서 핵심적인 역할을 한다는 사실도 밝혀졌다.

장내 미생물의 생장과 활동

앞서 설명했듯이, 우리 몸의 장내 미생물은 유익균(공생균), 유해균, 중간균으로 나눌 수 있다. 장내 세균총이 균형을 이루는 상황에서는 유익균의 수와 비율이 절대적인 우위를 차지한다.

그러나 균형이 깨지면 유익균의 생장·증식이 억제되고 유해균이 빠르게 늘어난다. 신속히 증식한 유해균은 지질 다당류 등의 내독소를 과다하게 분비한다. 면역 세포에 의해 식별된 내독소는 각종 염증 인자를 분비해 인체를 만성 염증 상태로 만든다.

만성 염증은 지방 합성 증가를 부추겨 지방이 과도하게 쌓이게 만든다. 이는 결국 비만으로 이어진다. 또 인슐린 분비를 교란하고 근육과 간 등 대사 조직이 인슐린에 저항하게 만들어 당뇨병을 유발한다.

이뿐만이 아니다. 만성 염증은 세포 DNA를 파괴하고 면역 체계의 종양 세포 관리를 방해한다. 이로 인해 종양 세포가 생존하고 증식하기 좋은 미세 환경이 만들어져 암 발생과 진행을 촉진한다. 또 최신 연구에 따르면 일부 장내 세균이 만든 물질은 혈액을 타고 대뇌까지 들어가 영향을 미치거나 신경 및 정신 질환을 유발한다. 간단히 말해 장내 세균총 불균형은 비만, 당뇨병, 암 등 각종 만성 질환의 발생 및 진행과 관련이 있다.

장내 세균총은 인체 안에 존재하는 특수한 기관으로 볼 수 있는데, 음식의 좋고 나쁨을 민감하게 감지해 스스로 영향을 받는 동시에 여러 경로를 통해 다른 부분에도 영향을 미친다. 좋은 음식을 잘 먹고 유익균에게 풍부한 영양소와 적합한 환경을 제공하면 더 많은 유익균이 장 속에 번식해 인체를 건강하게 만드는 데 일조한다.

반대로 나쁜 음식을 많이 먹고 영양소를 충분히 섭취하지 않아 장내 환경이 척박해지면 유익균은 더 이상 생존할 수 없다. 그러면 유해균이 창궐해 유익균의 보금자리를 빼앗고 장내에 수많은 내독소 '쓰레기'를 만들어 건강을 해친다.

장내 미생물의 균형을 유지하는 법

건강을 위해서 장내 세균 균형을 어떻게 유지해야 할까? 현재까지의 연구에 따르면, 대장균처럼 독소를 생성하는 유해균을 최대한 줄여야 한다. 이와 동시에 비피도박테리움과 락토바실라시에 같은 유익균의 수와 비율을 늘려 유익균 우세 환경을 유지해야 한다. 구체적으로 어떻게 해야 할까?

가장 직접적이면서 잘 알려진 방법은 프로바이오틱스를 먹는 것이다. 다만, 현재 시중에 유통되는 프로바이오틱스 제품은 종류가 매우 많고 품질이 천차만별이라 안전성과 효능을 잘 알아보고 선택해야 한다.

가장 바람직한 방법은 일상에서 음식을 통해 우리가 바라는 효과를 얻는 것이다. 장내 세균총의 구성과 수는 음식에 의해 조절되므로 건강한 음식을 섭취하거나 특정 영양소 섭취를 늘려 유해균 수를 줄이고 유익균 비율을 늘린다.

연구 결과, 식이 섬유와 일부 불포화 지방산이 장내 세균총 균형을 조절하는 데 큰 효과가 있음이 밝혀졌다. 하버드대학교 실험실에서 진행한 연구 및 다른 최신 연구 결과, 오메가6 불포화 지방산과 오메가3 불포화 지방산이 장내 세균총 조절에 상반되는 작용을 하는 것으로 밝혀졌다. 즉 과도한 오메가6 불포화 지방산은 장내 세균인 엔테로박테리아와 같은 유해균을 증가시켜 비피도박테리움과 같은 유익균 수를 줄인다.

반대로 오메가3 불포화 지방산 섭취량을 늘리면 내독소를 생성하는 유해균이 줄어들고 유익균이 늘어난다. 그러므로 평소에 음식을 통해서 오메가3 불포화 지방산 섭취량을 늘리고 오메가6 불포화 지방산 섭취량을 줄여 두 영양소의 체내 비율을 맞춰 장내 세균총의 구성과 수를 건강에 유익한 상태로 유지해야 한다.

장내 건강 유지 원칙

- 건강한 균형식을 지킨다. 당과 지방 함량이 높은 음식을 멀리하고, 정제 탄수화물 대신 잡곡을 섭취한다. 이와 함께 채소, 과일 등 식이 섬유가 풍부한 음식과 오메가3 불포화 지방산이 풍부한 음식 섭취를 늘린다. 이렇게 함으로써 유익균의 생장과 번식에 충분한 영양과 적합한 생존 환경을 제공해 유익균 수와 비율을 늘린다.
- 프로바이오틱스 제품을 현명하게 섭취한다. 제품 성분과 혹시 모를 부작용에 유의해야 한다. 전문가와 상의해서 섭취할 것을 권장한다.
- 규칙적으로 생활한다. 장내 세균총에는 고정 생물종이 있다. 불규칙한 생활은 이 균형을 무너뜨리기 쉽다.
- 항생제를 남용하지 않는다. 항생제는 유해균을 죽이면서 유익균까지 죽이므로, 항생제를 남용하면 '무고한' 희생자가 대거 발생할 수 있다.

임신 과정과 태아의 성장을 위해 필요한 영양식

먼저 '임신에 이르기까지의 과정'을 알아보자. 개인의 신체 조건과 나이라는 요소를 배제하면, 환경과 영양은 임신에 전반적이면서도 지대한 영향을 미친다.

예를 들어 환경 오염이나 잘못된 식습관으로 인해 발생하는 만성 염증에는 여성 생식기 계통 염증도 포함된다. 생식기 계통 염증은 오염되거나 척박한 땅과 같아 이런 땅에는 씨를 뿌려도 싹이 나지 않는다. 그래서 생식기 계통에 염증이 생기면 임신 가능성이 뚝 떨어진다.

또 영양소 섭취의 불균형, 특히 오메가3 불포화 지방산 섭취량이 너무 적은 것도 남성의 정자 결핍증이나 정자 무력증과 관련이 있다는 사실이 밝혀졌다. 결국 여러 요인으로 인해 난임으로 고통받는 사람이 적지 않다.

만성 염증이 임신에 미치는 영향을 줄이기 위해 공기, 물, 방사선 등 환경 오염을 피하는 것 외에 우리가 할 수 있고 꼭 해야 하는 것이 있다. 바로 '음식'에 신경 쓰는 것이다.

앞서 살펴봤듯이 현재 우리가 먹는 음식에서는 세 쌍의 영양소 불균형이 관찰된다. 당 및 가공을 거친 전분 식품과 식이 섬유의 불균형, 산화물과 항산화 물질의 불균형, 오메가6 불포화 지방산과 오메가3 불포화 지방산의 불균형이 바로 그것이다.

영양소의 불균형은 만성 염증을 유발한다. 임신 적령기인 사람(특히 여성)이 오메가3 불포화 지방산, 항산화 물질, 식이 섬유 섭취를 늘리고 오메가6 불포화 지방산, 산화물, 당 섭취를 줄이면 만성 염증 증상을 개선해 임신 가능성을 높일 수 있다.

이 세 쌍의 영양소 균형은 남성의 생식 능력도 강화한다. 오메가3 불포화 지방산이 정자의 수와 형태, 활동성 개선에 큰 영향을 미친다는 것은 이미 과학적으로 입증되었다.

이어서 '출산에 이르기까지의 과정'을 설명하겠다. 임신 기간은 무려 10개월에 이른다. 이 기간에 발생한 '사고'는 아이의 생에 지속적인 영향을 미친다. 따라서 아이를 잘 키우려면 '태아' 시기의 건강한 발육에 신경을 써야 한다. 태아가 건강한 상태로 세상에 나오려면, 모든 발육 과정에서 정상적으로 발육하는 데 필요한 영양소를 공급받아야 한다.

안타깝게도 태아 발육의 중요성을 제대로 이해하지 못하거나 어떻게 해야 하는지 방법을 모르는 사람이 적지 않다. 사실 그 방법이란 것은 그다지 어렵지도 않고 누구나 할 수 있는 일이다.

예를 들어 태아의 발육, 특히 대뇌의 정상 발육에는 엽산과 DHA가 필요하다는 사실은 누구나 알고 있다. 임신 전기, 중기, 후기에 DHA를 적당량 보충하면 태아의 신경계 발달 및 출산 후 영아의 지적 능력 발달에 도움이 되고 질병 저항성도 높아진다.

게다가 산모의 산후 회복에도 도움을 주고 산후 우울증 등의 문제를 방지한다. 따라서 영양소, 특히 DHA를 적당량 보충하는 것은 태아와 산모에게 필수적이다. 음식은 단순히 허기만 채워주는 것이 아니라 태아의 생장 및 발육, 산모의 건강에 큰 영향을 미친다. 그러므로 이와 관련된 건강 지식을 쌓고 더 많은 관심을 기울이기를 바란다.

건강 가이드

건강하게 오래 사는 생활 방식

누구나 건강하게 오래 살기를 바란다. 평생 건강에 영향을 미치는 요인으로 다음 4가지를 꼽을 수 있다.

- 유전적·생물학적 요인: 선천적으로 결정되며 후천적으로 바꿀 수 없는 유전자를 말한다.
- 개인의 행위: 음식 섭취, 운동, 신변 안전(운전 등 위험성이 있는 일), 성행위(에이즈 감염 등), 정신적 우울감, 흡연, 음주 등
- 환경적 요인: 건강에 영향을 미칠 수 있는 외부 유해 물질을 말한다. 감염을 일으키는 미생물, 화학 물질 독성 유출, 방사성 물질 피폭, 홍수나 황사 등 자연재해 등
- 보건 행위: 예방 접종(백신 등), 건강 검진, 병원 방문 빈도, 보조제 섭취 등

이 4가지 요소는 건강 상태에 복합적으로 작용해 건강 여부, 발병 여부, 특정 질환 발병 위험에 영향을 미친다.

이중 유전적·생물학적 요인은 후천적으로 바꿀 수 없지만 나머지 3가지는 개인이 주도적으로 바꿀 수 있다. 사실 이 3가지 요인은 시시각각 변한다. 이 3가지를 합친 것이 흔히 말하는 '생활 방식과 생활 환경'이다.

도대체 생활 방식이 건강과 어떤 관계가 있을까?

1972년, 미국 캘리포니아에서 현지 중년인들을 대상으로 연구를 진행했다. 이때 실험에 참가한 사람들에게 요구한 7가지 생활 방식은 다음과 같다.

- 매일 아침 식사를 한다.
- 매일 규칙적으로 균형 잡힌 식사를 한다.
- 너무 배부르게 먹지 않는다.
- 지나치지 않은 선에서 적당히 음주를 즐긴다.
- 가장 기본적인 것은 금연이다.
- 규칙적으로 운동한다.
- 매일 7~8시간 동안 잔다.

이후 생활 방식과 수명의 관계를 규명하기 위해 실험 참가자들이 위의 7가지 습관 중 몇 가지를 이행했는지, 결과적으로 그들이 얼마나 오래 살았는지를 추적 조사했다. 그 결과, 연구팀이 제시한 생활 방식을 많이 이행한 사람일수록 더 장수했다는 사실이 밝혀졌다.

- 3개 또는 3개 이하인 경우, 평균 수명은 67세였다.
- 4~5개를 이행한 경우, 평균 수명은 73세였다.
- 6~7개를 이행한 경우, 평균 수명은 78세였다.

비록 1970년대에 진행된 소규모 연구였고 올바른 생활 방식을 모두 포괄하기에는 요구 사항이 7개뿐이었지만, 생활 방식과 건강 및 장수의 관계를 밝히기에는 충분하다. 결과적으로 생활 방식이 건강한 사람은 그렇지 않은 사람보다 적게는 6~7년, 많게는 10년 이상 더 오래 살았으며, 좋은 습관이 많을수록 더 장수했다.

장수하기로 유명한 일본인도 미국 하와이나 다른 지역으로 이민하여 현지 생활 방식에 따라 생활하면, 일본에 거주하는 사람들보다 단명한다는 사실이 밝혀졌다. 이로 보아, 유전자는 건강에 영향을 미치는 요소 중 하나일 뿐, 생활 방식이 훨씬 더 중요함을 알 수 있다.

생활 방식의 중요성은 알겠는데 구체적으로 어떻게 해야 할까?

경제가 발전하고 생활 수준이 높아지면서 중국인(특히 도시에서 생활하는 사람)의 식습관은 물론이고 교통수단, 신체 활동, 스트레스, 환경 오염 등 여러 분야에서 엄청난 변화가 일어났다. 전반적인 체질을 건강하게 바꾸고 병에 걸릴 위험을 낮추며 더 오래 건강하게 살기 위해서는 다음의 12가지 생활 습관을 들이도록 노력해야 한다.

① 가장 기본적인 것은 금연이다.
② 과도한 음주를 삼간다(폭음하지 않는다).
③ 음식은 골고루, 균형적으로 섭취하되 저염·저당·저콜레스테롤 음식을 섭취하고, 과일·채소·생선을 자주 섭취한다(앞서 소개한 식이 원칙을 참고하길 바란다).
④ 적당히 운동을 한다.
⑤ 건강한 체중을 유지한다.
⑥ 과도한 스트레스를 피하고 스트레스 해소법을 익힌다.
⑦ 음주 운전 하지 않기, 차에서 안전벨트 매기, 작업 중 안전 조치에 유의하기 등 일상에서 안전에 주의한다.
⑧ 유독 물질, 자외선, 발암 물질 등과의 접촉을 피한다. 다른 부분을 철저히 챙기더라도 위험한 환경에 노출되어 있다면 건강을 장담할 수 없다.
⑨ 일부 질병은 성관계를 통해서도 전파되므로 성관계 시 콘돔을 사용한다.
⑩ 정기 검진을 받고 시기별로 예방 접종을 한다.
⑪ 충분한 수면을 취한다.
⑫ 매일 적당량의 깨끗한 물을 마신다.

건강 Q&A

Q1 자신에게 맞는 운동은 어떻게 골라야 할까?

운동은 모든 연령대의 사람에게 중요할 뿐 아니라 필요하다. 다만 운동 방식은 매우 다양하며, 사람에 따라 알맞은 운동이 각기 다르다. 걷기가 맞는 사람이 있고 달리기가 맞는 사람이 있다. 볼링이나 골프가 맞는 사람이 있고 수영이 맞는 사람도 있다. 하지만 어떤 운동이든 긍정적인 효과가 있으므로 건강 증진에 유익하다.

운동이 인체에 미치는 긍정적인 영향은 2가지로 정리할 수 있다. 하나, 정신 상태를 개선한다. 이를 위해서는 운동량이 클 필요가 없다. 볼링이나 골프 정도의 운동량으로도 충분히 효과를 볼 수 있다. 둘, 생리 기능을 개선한다. 운동을 통해 심혈관계 기능 등을 개선할 수 있으며 이를 위해서는 운동량이 어느 정도 기준에 도달해야 한다.

예를 들어 심뇌혈관 계통의 작용을 개선하려는 운동은 다음 기준을 만족해야 한다. 첫째, 땀이 나고 호흡이 가빠지며 심박수가 빨라져야 한다. 즉, 심박수가 빨라질 만큼의 강도와 시간으로 운동해야 한다. 볼링, 골프 등은 수영, 줄넘기, 자전거 타기 등과 같은 효과를 낼 수 없다.

심박수를 늘리고 생리 기능을 개선하려면 운동 프로그램을 1단계-준비 운동, 2단계-본운동, 3단계-정리 운동, 이렇게 3단계로 구성해야 한다. 다만 단계별 운동 프로그램도 구체적인 구성은 사람에 따라 다르다.

일단 맥박수가 얼마까지 증가해야 할까? 일반적으로 신체가 감당할 수 있는 최대 심박수의 70~75%에 도달할 때까지 운동하면 심장 기능을 강화하는 데 도움이 된다.

그렇다면 자신의 최대 심박수는 어떻게 알 수 있을까? 220에서 자신의 나이를 빼면 간단하게 구할 수 있다. 예를 들어 20세의 최대 심박수는 220-20=200, 즉 200회/분이다. 운동 중 가장 적당한 심박수 구간을 구하려면 200에 0.7과 0.75를 각각 곱하면 된다. 20세라면, 운동 중 적당한 심박수 구간은 140~150회/분이다.

다음으로 운동량을 살펴보면, 이 역시 사람마다 다르다. 일반적으로 준비 운동을 끝내고 본운동(심박수가 빨라지는 순간)에 들어간 순간부터 최소 20분 이상 운동을 지속하고 매주 최소 3회(물론 날마다 운동하는 것이 최선임) 이상 실시한다.

그러나 평생 운동과 담쌓고 산 사람이라면 처음부터 무리하지 않는다. 처음에는 5분에서 시작해 10분, 그 이상으로 서서히 늘리며 운동에 적응하는 것이 중요하다. 충분히 적응했다면 앞서 말한 강도로 운동한다.

심장병의 잠재적 요인이 있거나 이미 심장병을 앓고 있다면 특별히 주의해야 한다. 심장이 격렬한 운동을 견디지 못해 기절하거나 응급 처치를 받기도 전에 사망하는 사람이 적지 않다.

그러므로 무턱대고 격렬한 운동을 하기 전에 자기 몸 상태를 정확하게 알고 있어야 한다. 첫술에 배부를 수 없는 법이니 처음부터 무리하지 말고 감당할 수 있는 범위에서 점차 운동량을 늘려나가는 것이 좋겠다.

Q2 건강 검진을 할 때 주의할 사항은?

생활 수준이 높아지면서 건강을 챙기는 사람들도 늘고 있다. 일례로 사람들은 이제 자발적으로 건강 검진을 받는다. 회사들도 직원 복지의 일환으로 해마다 한두 차례씩 건강 검진을 시행한다. 머리부터 발끝까지 빠짐없이 검사하는 건강 검진표의 항목을 읽는 데만도 한참이 걸릴 정도다. 건강에 관심을 가지고 병을 예방하려는 태도는 고무적이지만 이렇게 온몸을 싹 훑는 검사가 필요할까?

그렇지 않다고 본다. 사람마다, 연령대마다 상황이 다르고, 질병에 걸릴 확률도 각기 다르다. 따라서 나이와 건강 상태에 따라 선택적으로 검사를 받아야 한다.

한 가지 주의할 점은 진료와 건강 검진은 다르다는 사실이다. 의사를 찾아가 진료를 받는 것은 몇 번이고 해도 된다. 의사에게 생활 습관과 건강 문제를 이야기하면 의사가 적절한 조언을 해줄 것이다. 그러나 건강 검진은 훨씬 신중하게, 선택적으로 받아야 한다. 왜 선택적으로 받아야 할까?

- 검진 비용, 혹시 모를 위험, 검진의 좋은 점을 비교한다. 여기에서 말하는 검진은 건강한 사람 말고 이미 질환을 앓고 있는 환자를 대상으로 한다. 전신 건강 검진을 받으려면 돈이 많이 든다. 큰돈을 쓰고도 기대하는 효과를 얻지 못하면 헛돈을 쓴 셈이 된다.

  그 정도 돈쯤이야 우습게 여기는 사람도 있겠지만 혹시 모를 위험 여부까지 우습게 여겨서는 안 된다. 감염, 심지어 교차 감염을 일으킬 수도 있고, '이상'으로 나온 검진 결과가 무가치할 수도 있다(어떤 검사를 받아도 정상 범주를 벗어난 '이상'으로 나올 확률이 높기 때문이다).

건강에 관심이 많은 평범한 사람이라면 검진 비용, 혹시 모를 위험, 검진의 이점을 잘 저울질해봐야 한다.

- '위양성' 판단이 나올 수도 있다. 100% 정확한 검사 기기는 없다. 검사 정확도가 90%만 넘어도 대단한 마당이니 검사 결과가 잘못 나오는 경우가 적지 않다. 그러나 일단 검사 결과가 양성으로 나오면 확인차 조영 검사, 조직 검사, 샘플 채취 등 외상을 남기는 검사와 CT 등 각종 검사를 받아야 한다. 이런 과정을 겪으면 원래 병이 없던 사람도 병이 날 수 있다. 또 큰돈을 쓰고도 아무 이상이 없다는 결과를 얻을 수도 있다. 위양성은 엄청난 경제적 부담과 심신의 고통을 초래한다.
- 사람은 원래 다 다르다. 나이, 가족력, 생활 습관, 직업에 따라 몸 상태도 다르므로 검진 항목도 달라야 한다. 예를 들어 영유아는 키와 몸무게를 자주 잰다. 성장 발육 상태를 판단하는 데 중요한 지표이기 때문이다. 그러나 성인은 키와 몸무게를 자주 잴 필요가 없다. 당뇨병, 유방암 등 가족력이 있다면 그와 관련한 검사를 많이 받아야 한다.

개인의 생활 습관과 관련된 질환도 있다. 흡연과 음주를 즐긴다면 자신의 폐와 간 상태를 파악하고 있어야 한다. 또 어떤 질환들은 하는 일과 관련이 있다. 유해 물질을 자주 접하는 사람(광부 등)은 폐 검사를 자주 받아 호흡기, 폐에 문제가 없는지 살펴야 한다. 따라서 건강 검진 항목은 개인의 상황에 따라 선택해야 한다.

- 건강 검진을 맹신하면 안 된다. 건강 검진만 믿고 이미 나타난

병증은 무시하는 사람들이 많다.

예를 들어 전신 건강 검진을 받고 모든 검사에서 정상 소견을 받은 사람이 있다고 해보자. 그는 자신이 건강하며 아무 문제가 없다고 생각한다. 그러나 사실 얼마 전까지만 해도 대소변에 피가 섞여 나왔다. 그러나 혈변은 수시로 나오는 게 아니라 가끔 나오기 때문에 건강 검진에서 발견되지 않았다. 그러면 이 사람은 '혈변'이라는 중요한 증상이 있었음에도 대수롭지 않게 넘기게 된다.

그러니 건강 검진 결과만 믿지 말고 자신의 느낌과 증상에 유의하며 필요하다면 즉시 병원을 찾는 것이 뚜렷한 목적 없이 전신 건강 검진을 받는 것보다 낫다. 건강 검진이 오히려 당신의 건강 문제를 감출 가능성이 크기 때문이다.

- 의사의 실력을 담보할 수 없다. 건강 검진 결과의 정확도는 검진하는 의사의 실력과 직접적으로 관계가 있다. 환자의 몸에 문제가 있는데도 의사가 이를 찾아내지 못하는 경우도 있다. 이 경우 환자는 자신이 건강한 줄로만 알고 치료를 받지 않을 것이고, 결과적으로 상태가 심해질 수도 있다.

그러므로 큰돈을 들여 건강 검진을 받느니, 궁금한 점이 생겼을 때는 관련 질환의 전문의를 찾아가 상담하고, 건강 관련 지식을 쌓으며 생활 습관 등을 고치는 한편, 선택적으로 건강 검진을 받는 편이 낫다.

그렇다면 건강 검진을 받을 때, 꼭 검사해야 할 항목에는 어떤 것이 있을까?

먼저 면역 상태를 점검하고 꼭 필요한 접종을 마쳤는지 확인한다.

아동이라면 예방 접종 항목을 확인한다. 노인이나 병약한 사람은 독감, 폐렴 등의 백신을 접종할 수 있다. 일부 백신은 효과를 높이기 위해 일정 기간이 지나면 2차 접종을 해야 한다. 또 영유아의 경우, 갑상선·소화기계통 등 대사 이상, 발견이 어려운 질환의 선별 검사를 할 수 있다.

노인의 경우, 정기적으로 대변 검사를 받아 잠재적 출혈 등 눈에 보이지 않는 문제가 발생했는지 확인해야 한다. 심전도 검사를 통해서는 부정맥 등 심장 관련 문제도 조기에 발견할 수 있다. 혈압 검사는 간단하면서도 심혈관 질환을 예방하는 데 큰 도움이 된다.

여성의 경우, 부인과 질환을 조기에 발견하기 위해 자궁 경부 검사 중 유세포 검사와 질확대경 검사를 받는다. 또 유방암 등을 조기에 발견하기 위해 유방 촬영술과 유방 초음파 검사를 받는다.

시력과 청력 검사는 정기적으로 받는다. 안압 검사는 녹내장을 조기 발견하는 데 효과적이다. 녹내장은 매우 느리게 진행되므로 안압의 증가가 관찰되더라도 실제로 시력이 영향을 받는 것은 10~20년 후가 된다. 그러므로 눈에 통증이 있고 피로감이 느껴지며 40세 이상이라면 이와 관련된 검사를 받아봐야 한다.

혈액 검사는 자주 받을 필요가 없으며, 1년에 한두 번이면 충분하다. 흉부 엑스레이 촬영이나 CT 검사는 2~3년에 한 번만 받으면 되지만, 흡연자나 직업적인 요인이 있는 경우에는 1년에 한두 차례 받을 수도 있다. 다만 너무 자주 흉부 엑스레이를 찍는 것도 건강에 해롭다.

Q3 어떤 상황이면 응급실에 가야 할까?

시간과 비용을 들이고 귀찮음을 무릅쓰며 응급실을 들락거리고 싶은 사람은 없다. 그러나 평소에 건강 관리에 힘쓰는 것과는 별개로 응급실을 찾아야 하는 상황에 대해서는 알아둘 필요가 있다.

간과하면 안 되는 중요한 증상이 무엇인지 알지 못하면 2가지 극단적인 반응을 보인다. 하나, 지나치게 민감한 반응을 보이며 별것 아닌 증상에도 응급실로 달려간다. 둘, 심각한 문제를 그냥 넘기고 제때 치료하지 않아 치료 시기를 놓치고 심각한 결과를 초래한다.

물론 응급실을 찾기 전에 여러 요소를 고려해야 한다. 나이, 병력, 발병 가능성이 높다고 진단된 질환은 물론이고 그날 평소와 달리 한 일이라든지 근래에 바뀐 생활 방식 등을 고려해야 한다.

다음의 특수한 상황에서는 응급실 방문 여부를 쉽게 판단할 수 있다. 이외에도 평소에는 그냥 넘기지만 사실 대단히 중요한 증상들이 있는데, 노년층은 특히 더 주의를 기울여야 한다.

☑ **흉통** 흉통에는 여러 가지 형태가 있다. 그중 하나가 신경성 통증으로, 표피가 쿡쿡 쑤시는 듯한 느낌이 들다가 시간이 지나면 사라지는 것이다. 다들 이런 통증을 느껴본 적이 한 번쯤은 있을 텐데, 이런 통증은 별로 중요하지 않다.

절대 간과해서는 안 되는 **흉통**은 코끼리가 가슴을 짓누르는 듯한 통증이다. 이런 압박감은 심근 경색 증상이며, 매우 위험하다. 따라서 이런 **흉통**이 느껴지면 곧바로 응급실을 찾아야 한다.

그런데 이것도 메스꺼움으로 인한 속 쓰림과 잘 구별해야 한다. 속 쓰림은 대개 음식물로 인해 발생하며 압박감이 느껴지지 않는다.

또한 팔, 폐, 복부 등에 나타난 통증은 다양한 병증을 판단하는 요소로서 생각할 필요가 있다. 이는 심근 경색으로 인한 반사적, 비전형적 통증일 가능성이 크기 때문이다.

☑ **호흡 곤란** 특히 노년층은 심근 경색이 발생하기 전에 호흡 곤란 증세를 보인다. 일반적으로 규칙적인 호흡수는 1분당 20회 미만으로 느린 편이다. 그러나 폐가 가스 교환을 하는 시간과 용량이 부족해 호흡이 부족하고 빨라지면서 호흡 곤란 증세가 나타난다. 따라서 운동 중이 아닌데 호흡수가 1분당 20회를 넘어간다면 응급실을 찾아야 한다.

☑ **높은 심박수** 운동 중이 아닌데 심박수가 1분당 120회를 초과하고 이런 상태가 오래 지속된다면 심장에 문제가 있다는 위험 신호이며, 부정맥이나 심근 경색이 발생할 수 있다.

☑ **두근거림** 심박수가 높은 것은 맥박이 빨라진 것이지만 두근거림은 환자가 심장 박동을 느낄 수 있을 정도의 상태이다.

나이가 40세 이하이고 이런 느낌이 든 적이 처음이라면 대개 15~20분 뒤에 서서히 두근거림이 잦아든다. 단순한 신경성 증상일 수 있으며 가끔은 커피나 차의 과음, 약 복용, 지나친 스트레스로 발생하는 증상일 수 있기 때문이다. 이런 경우는 병적인 상태가 아니므로 응급실에 갈 필요가 없다.

그러나 40세 이상이고 두근거림이 발생할 때 두통, 어지럼증이 동반된다면 상당히 위험한 상황이므로 곧바로 응급실을 찾아야 한다.

☑ **복통** 앞서 심근 경색이 복부의 반사적 통증을 일으키기도 한다고 했는데 일반적으로 복통은 흉통만큼 위험하지는 않다. 급성 췌장염을 제외하면, 일반적인 복부 통증은 장내 문제로 복통이 발생한 경우처럼 완만하게 진행된다. 이는 한순간도 멈추면 안 되는 심장에 문제가 생겨 발생한 통증에 비하면 덜 심각한 상황으로 볼 수 있다. 물론 극심하고 지속적인 복부 통증이라면 가볍게 넘기면 안 된다.

☑ **출혈** 외상으로 인한 출혈이 멈추지 않을 때는 곧바로 응급실을 찾아야 한다는 것은 다들 알고 있다. 그러나 토사물이나 변에 피가 섞여 있으면 몸 안에서 출혈이 발생했다는 뜻이므로 이 경우에도 곧바로 응급실을 찾아야 한다. 이때는 외상처럼 출혈량을 분명하게 알 수 없으므로 병원에 가야만 여전히 출혈 중인지, 얼마만큼의 출혈이 발생했는지 등에 대해 알고 응급 처치를 할 수 있다. 내부에서 지속적인 출혈이 관찰되는데도 방치하면 심각한 위험을 초래할 수 있다.

☑ **실신** 저혈압인 사람은 산소가 대뇌에 충분히 공급되지 않아 실신하기도 한다. 젊은 사람도 실신하는 경우가 있지만 심각한 상황으로 이어지는 경우는 드물다. 그러나 노년층은 곧바로 응급실로 이송해야 한다. 노년층의 실신은 심장이나 혈압에 문제가 생겼다는 뜻이므로 곧바로 응급 처치를 해야 한다.

☑ **일시적 심근 허혈** 일시적 심근 허혈은 전형적인 심근 경색과는 다르다. 구체적인 증상을 살펴보면, 갑자기 얼굴, 팔, 다리 등 특정 부위의 감각이 사라지고 일시적으로 의식을 잃는다. 또는 갑자기 의식이 멀어지고, 생각이 이어지지 않고 말이 나오지 않으며, 눈앞이 어

지럽다. 일시적 심근 허혈은 혈액 공급 부족으로 인한 국부적 빈혈일 뿐, 심근 경색으로 진행된 것은 아니지만 이 또한 심상치 않은 증상이므로 곧바로 응급실을 찾아야 한다.

☑ **두통** 두통도 여러 가지가 있지만, 여기에서 말하는 것은 머리가 깨질 듯 아픈 증상을 가리킨다. 노년층의 뇌출혈 증상 중 하나가 극심한 두통이다. 이런 두통이 느껴지면 매우 심각한 상황이므로 곧바로 응급실로 향해야 한다.

스스로 해결할 수 없는 긴급한 상황이 발생하면 서둘러 응급실을 찾는 것이 상식이다. 흔히 대충 넘기지만 치료 시기를 놓치면 심각한 결과로 이어지는 병증에 대해 간략히 정리해보았다. 이런 병증은 순식간에 발생해 치명적인 결과를 불러오므로 대충 넘기지 말고 주의 깊게 살펴야 한다.

Q4 건강 보조제의 안전성과 효과는 어떻게 판단할까?

의학 잡지나 TV, 간행물 등 미디어가 건강 보조제에 관한 정보를 내보낼 때 흔히 '이 제품은 ○○ 예방에 큰 효과가 있다'고 홍보한다. 그러나 내용의 진위를 따지는 소비자가 매우 드문 탓에 일부 업체가 사기를 치기도 한다.

☑ **적당한 대조군** 과학적인 시각에서 보자면, 제품의 효과를 보여줄 수 있는 증거는 적당한 대조군이다. 비교할 수 있는 대조군을 찾

을 수 없다면 해당 제품의 효과를 판단할 수 없다.

따라서 어떤 보조제가 특정 질환이나 병증에 효과가 있다고 하면 다음 질문을 해보자. '대조군과 비교하여 입증된 효과인가?', '무엇과 대조하였나?', '이 제품을 사용하지 않고 다른 제품을 사용한 사람들도 같은 효과를 보았는지에 대한 대조가 진행되었나?', '이 제품을 사용한 사람과 사용하지 않은 사람 또는 위약을 사용한 사람을 대조했을 때, 눈에 띄는 차이가 있는가?'

이상의 질문에 대한 답이 부정적이라면 효과가 있다고 할 수 없다. 이는 건강 보조제의 효과를 판단하는 간단한 방법 중 하나다.

☑ **정보의 출처** 사실 많은 제품이 '근거'가 있다고 주장하거나 대조 결과를 내놓기도 한다. 그러나 이때도 냉정을 유지하고 소위 근거로 제시된 것이 믿을 만한 것인지 알아봐야 한다.

근거가 믿을 만한지 판단하는 중요한 요소는 정보의 출처와 게시자이다. 정보에 개인의 편견이 반영될 수 있음을 염두에 두어야 한다.

예를 들어 정보를 게시한 사람이 해당 제품의 이해관계자이거나 해당 업체의 경제 상황 등에 영향을 받는 사람일 수도 있다. 따라서 보조제를 판단할 때는 먼저 정보의 출처를 확인해야 한다.

☑ **안전성** 안전성도 대조군을 살펴봐야 한다. 사실 약물이든 보조제든 다 상대적으로 안전할 뿐, 절대적으로 안전한 것은 없다. 따라서 안전성도 대조군을 살펴봐야 한다. 광고와 홍보 내용을 무턱대고 믿지 말고 스스로 의문을 제기해야 한다.

8장 핵심 내용

1 건강을 위해서는 확고한 건강 의식을 길러야 한다. 즉, 위기감, 긴박감, 책임감, 이 3가지 '감'을 키워야 한다.

2 비만은 심각한 여러 만성 질환을 일으키므로 발병 위험을 낮추려면 체중을 적절히 유지해야 한다.

3 오메가3 불포화 지방산이 핵심이고, 종양 세포의 영양 대사와 미세 환경을 표적으로 삼는 영양 요법은 새로운 암 치료 수단이다.

4 오메가3 불포화 지방산 등의 영양소는 초미세 먼지가 일으키는 체내 산화 스트레스로 인한 손상과 만성 염증을 줄여 초미세 먼지의 위협으로부터 건강을 지킨다.

5 오메가3 불포화 지방산은 장내 유익균을 늘리고 유해균을 줄여 장내 세균총의 균형을 조절한다.

6 오메가3 불포화 지방산은 환경 오염이나 영양 불균형으로 인한 여성 생식기 계통의 만성 염증을 줄이고 남성의 정자 건강을 개선해 임신 관련 문제를 해결하는 데 도움을 준다.

감사의 말

건강과 장수를 바라는 모든 이들을 위하여

이 책이 탄생되기까지는 많은 이들의 노력과 지혜가 있었다. 그들의 헌신과 도움이 없었다면, 이 책은 세상의 빛을 볼 수 없었을 것이다. 이 자리를 빌려 모든 분께 진심으로 감사의 말을 전한다.

먼저 영양학과 예방 의학의 발전에 공헌한 과학자들에게 고마움을 전한다. 그들의 연구 성과가 없었다면 이 책의 내용도 빈약했을 것이다. 그중에서도 현대 예방 의학, 특히 지질 영양학의 발전에 크게 기여하고 아낌없는 도움과 격려로 나의 학문적 발전을 이끈 내 은사이자 미국 국립과학원 회원이며, 하버드대학교 교수인 알렉산더 리프 박사에게 특별히 감사드린다.

또한 연구비를 지원한 여러 기관과 단체, 개인에게 진심으로 감사드린다. 그들의 아낌없는 후원 덕분에 순조롭게 연구를 진행할 수 있었다.

쩡리, 셰샨푸 여사에게 특별히 감사의 말을 전한다. 두 사람은 이 책을 쓰는 데 많은 도움을 주었다. 자료를 수집하고 정리하는 등 많은 일을 해주었으며 글을 쓰는 과정에서도 시의적절하고 유용한 도움을 주었다.

이 밖에도 이 책의 내용과 구성, 삽화와 관련해 건설적인 조언과 도움을 준 출판사 편집부에 감사드린다.

그리고 내 가족, 특히 아내 셰쉐메이에게 고마움을 전한다. 가족의 무한한 사랑과 이해, 격려와 지지는 나를 발전시키는 주춧돌이자 원동력이다.

마지막으로 건강과 장수를 바라는 모든 이들에게 이 책을 바친다.

부록 1

하버드대학교 의학전문대학원의 전문가
— 코로나19 치료, 바이러스 제거와
  염증 관리를 동시에

— 《인민일보》 앱 여행 채널, 2020년 2월 13일 15:46

    예고 없이 닥친 코로나19로 전 세계가 흔들리면서 국민의 생명과 건강에 직결된 방역 전쟁이 펼쳐졌다. 전염병의 확산세가 심상치 않은 상황에서 사람들은 외출을 자제하고 대인 접촉을 피하는 등 개인 방역을 실천하고 있다. 임상에서는 아직 별다른 특효약을 찾지 못했고 여전히 항바이러스와 지지 치료(supportive therapy)가 주를 이루고 있다. 그래서 모두 코로나19의 치료 효과를 높이고 완치율을 끌어올리는 방법에 주목하고 있다.

    하버드대학교 의학전문대학원 매사추세츠종합병원 지질의학과 기술연구센터장인 캉징쉬안 교수는 항바이러스 치료 외에 폐 염증의 발생과 진행을 조절하는 것이 치료와 회복에 매우 중요하므로 이 부분에 관심을 가져야 한다고 밝혔다.

    캉징쉬안 교수는 세계 지질 의학 및 영양 게놈학계의 거목이자 국제 오메가3 연구학회 의장, 중국 교육부 '창장(長江) 학자' 석좌 교수를 맡고 있는 저명한 중국계 과학자로, 2005년과 2006년에 두 차례나 노벨 생리 의학상 후보에 올랐다.

캉 교수는 지방 대사 불균형이 만성 질환의 발생과 진행에 미치는 영향을 오랫동안 연구했다. 특히 지질 대사 균형과 만성 염증 반응 조절, 지방 대사 불균형과 장내 세균총 교란과 관련해 심도 있는 연구를 해왔다.

캉 교수에 따르면, 이번 코로나19는 신종 코로나바이러스에 의한 급성 호흡기 감염병이며 기본적으로 폐의 염증이 원인이 되어 발생한다. 신종 코로나바이러스는 폐 상피 세포에 침입해 바이러스를 번식시키고 세포를 파괴해 국부적 면역 반응 및 염증 반응을 일으켜 폐포의 가스 교환 기능을 떨어뜨리고 전신의 병리적 변화를 유발한다. 그래서 폐 염증 반응 정도에 따라 코로나19 증상의 경중, 심지어 예후까지도 결정된다.

따라서 폐의 면역 염증 반응을 잘 조절해 잠복기에는 '일으키고' 발병기에는 '억제하며' 회복기에는 신속히 '감퇴시킬' 방법을 생각해야 한다.

잠복기: '일으키기' — 면역 염증 반응을 일으켜 바이러스 없애기

폐 염증 반응은 바이러스 등 외부 물질을 없애기 위한 일종의 방어 기제로 적당한 염증 반응은 건강을 회복하는 데 도움이 된다.

인체를 나라에 비유하자면, 신종 코로나바이러스라는 '외적'이 침입하면 나라를 지키는 국방력, 즉 인체의 면역 염증 반응이 신속히 활동을 시작한다. 변방 부대가 선봉에서 방어전을 벌이듯 체내 식세포가 인체에 침입한 바이러스라는 '외적'을 격퇴해 바이러스를 제거한다.

이때 식세포가 체내에 침투한 바이러스를 신속히, 매섭게, 정확하게 제거한다면, 뒤이어 더 강한 염증 반응이 생길 이유가 없다.

그러나 평소에 심폐 기능이 약했거나 면역 기능에 문제가 있었던 사람은 자체 면역 체계가 약하므로 효과적인 면역 반응을 형성하지 못해 신종 코로나바이러스에 감염되면 병세가 급속히 진행될 수 있다.

발병기: '억제하기'—면역 반응은 과유불급

정상적인 면역 염증 반응은 인체를 보호하려는 반응이지만, 정도가 지나치면 폐는 물론이고 온몸이 손상을 입는다. 신종 코로나바이러스가 불씨라면 폐는 화로다. 이 화로 안에 연소 촉진제(염증 인자)가 없다면 불씨는 큰불이 되지 않고 스스로 꺼진다. 그러나 화로 옆에 불에 잘 타는 건초나 연소 촉진제가 잔뜩 있다면 불씨는 금세 몸집을 키워 점점 큰 불길(병증)로 번진다. 이때 불을 끄려면 소화제(항염 물질)가 있어야 한다.

신종 코로나바이러스에 감염되면 폐 세포에 염증 인자가 몰리는데, 염증이 심하면 더 심한 염증 반응을 불러와 병세가 빠르게 악화된다. 이때 폐 염증의 연소 촉진제를 적절히 억제하면, 염증 반응이나 그로 인한 손상을 줄일 수 있다.

감염 정도가 비슷하더라도 병리적 상태나 예후가 전혀 다른 환자들을 종종 접한다. 이 또한 환자의 염증 반응 정도가 다르기 때문이다. 같은 이치로, 원래 기저 질환이 있던 환자의 염증 인자가 더 잘 발현되는 까닭에 신종 코로나바이러스에 감염될 경우, 폐 염증이 훨씬 더 심각하고 병세가 더 빨리 악화된다.

따라서 코로나19 환자를 치료할 때는 바이러스를 없애고 바이러스의 재번식을 막는 한편, 폐 염증 반응 억제에 힘써야 병세의 악화를 막을 수 있다.

회복기: '감퇴시키기'—염증 감퇴 불가결

면역 체계가 외부 물질에 맞서는 과정에서 발생한 급성 염증이 오랫동안 감퇴하지 않으면 만성 염증 반응으로 변한다. 오래 지속되는 염증은 세포와 조직에 손상을 입힌다. 폐렴을 예로 들어보자. 염증 관리는 오름과 내림, 2단계로 나뉜다. 먼저 염증이 오를 때는 오르는 속도와 정도를 억제한다. 뒤이어 염증을 신속하게 내리고 깔끔하게 처리해 괴사한 세포가 안쪽에 많이 남지 않도록 해야 한다. 그러지 않으면 기관에 더 큰 국부적 손상과 섬유화 등의 문제가 생길 수 있다.

사실 만성 염증 반응으로 생긴 물질은 병리적 유전자 발현을 유도해 질병의 발생과 진행을 촉진한다. 만성 염증 반응은 지속적인 자극이다. 처음에는 뚜렷한 증상을 보이지 않지만 만성 염증 자체가 도화선이 되어 언제라도 암, 당뇨병, 심혈관 질환, 알츠하이머병 등 각종 만성 질환을 일으킬 수 있다.

따라서 염증 반응 억제와 신속한 감퇴, 이 2가지 과정을 모두 중시해야 한다. 급성 폐렴을 어느 정도 안정시킨 다음에는 곧바로 염증을 감퇴시켜 만성 염증으로의 진행을 막아야 한다.

염증 반응에 영향을 미치는 요소와 억제 방법

캉 교수에 따르면, 염증 반응 정도는 바이러스의 수, 병의 경과와도 관계가 있지만 환자의 기저 질환 병력, 지질 염증 매개 물질(오메가6 불포화 지방산 등 염증 유발 물질과 오메가3 불포화 지방산 등 항염 물질의 체내 함량 및 비율), 체내 산화 스트레스 상태 및 자유 라디칼 수준, 장내 세균총과 숙주의 상호 작용 등, 이 4대 요소와 관련이 있다.

캉 교수의 코로나19 해법은 다음과 같다. 하나, 합리적인 영양 요법을 통해 체내 오메가3 불포화 지방산 수준을 높여 지방 대사 균형을 회복해 염증 유발 인자를 줄이고 염증 제거 인자를 늘린다. 둘, 항산화 물질 섭취를 늘려 자유 라디칼과 염증 반응의 악순환을 끊는 한편, 프로바이오틱스와 프리바이오틱스를 보충해 장내 세균총의 균형을 이루고 내독소의 생성 및 혈액으로의 유입을 줄인다.

앞서 말한 요소의 수준과 비율을 확인하고 그에 따라 적절히 개입하면 염증 반응 억제와 전반적인 건강 수호 효과를 볼 수 있다. 이는 다른 질병의 발병 위험을 낮추는 데도 효과적이다.

마지막으로 캉 교수의 당부는 다음과 같다.

"코로나19를 이겨내려면 온 국민이 나라에서 정한 기본 수칙을 철저히 따라 사람 간 전파를 막고 바이러스의 인체 침입을 막는 한편, 개인의 건강 상태를 최상으로 유지해야 한다. 그러면 설령 바이러스가 체내에 들어오더라도 염증 반응이 심하지 않아 심각한 증상은 가벼운 증상으로 그치고, 가벼운 증상은 아예 무증상으로 지나갈 것이다. 바이러스와의 전쟁을 승리로 이끌고 신속히 정상 생활로 돌아가길 바란다."

부록 2

중의약이 코로나19 방역 전쟁에서 큰 몫을 해내는 이유는 무엇일까?
― 하버드대학교 교수가 그 이유를 설명하다

―《21세기 경제보도》, 2020년 2월 20일 20:47

    코로나19 팬데믹 상황에서 동서양의 약이 비슷한 효과를 내고 있다.

    보도에 따르면, 신종 코로나바이러스 증상은 2003년의 중증 급성 호흡기 증후군(SARS, 사스) 증상과 다르다. 신종 코로나바이러스에 감염된 일부 환자는 초기에는 그다지 심각하지 않거나 아주 가벼운 증상으로 그치다가 시간이 지나면서 갑자기 심해져 일종의 다발성 장기 부전 상태에 빠졌다. 이는 환자의 체내에서 사이토카인 폭풍이 일어났기 때문일 수 있다.

    사이토카인 폭풍은 감염, 약물 또는 일부 질병으로 인한 면역체계 과활성화를 말한다. 사이토카인 폭풍이 발생하면 단일 장기 또는 여러 장기의 기능이 빠르게 쇠약해져 생명이 위태로워진다.

    사이토카인 폭풍은 사스, 중동 호흡기 증후군(MERS, 메르스),

인플루엔자 환자 사망의 주된 요인인데, 이번에도 어김없이 환자 사망의 주요 원인이 되었다.

노벨 생리 의학상 후보에 두 번이나 이름을 올렸고, 오랫동안 염증 관련 연구를 해온 하버드대학교 캉징쉬안 교수는 《21세기 경제보도》와의 인터뷰에서, 지금이든 앞으로든 신종 코로나바이러스 사망률을 낮추고 회복을 앞당기기 위해서는 염증을 잘 관리하는 것이 관건이라고 말했다.

하버드대학교 의학전문대학원 매사추세츠종합병원 지질의학과 기술연구센터장인 캉징쉬안 교수는 2005년과 2006년에 두 차례나 노벨 생리 의학상 후보에 올랐다.

캉 교수에 따르면, 코로나19 방역 과정에서 중의약이 큰 역할을 할 수 있었던 이유 중 하나는 중의약의 '항염' 작용 때문이었다. 다만 체계적이고 광범위하게 쓰이지 않았고 서양에서 사용한 약도 항염만 목적으로 하지 않았다. 그래서 캉 교수는 신종 코로나바이러스에 맞서기 위해서는 항바이러스 치료 외에 계통성 염증 치료를 강화하고 항염을 기본 치료법으로 삼아야 한다고 제안했다.

저우치(周琪) 중국과학원 부비서장 겸 원사는 2월 13일, 국무원 합동 방역 체제 기자 회견 도중에 주목할 만한 말을 남겼다. "지금 연구원들이 이미 사이토카인 폭풍에 효과가 있음이 입증된 일부 약물을 포함해 기존 약물 중에서 사이토카인 폭풍 발현을 억제하는 약물을 선별 중이다. 앞서 효과가 검증된 약물과 세포 수준에 영향을 주는 약물은 이미 일부 임상 시험에 들어갔다."

염증 관리 강화

21세기 코로나19 치료 과정에서 염증 관리를 신경 써야 한다고 한 이유가 무엇인가?

캉징쉬안 흔히 알려진 수많은 질병의 배후에는 염증 반응이 있다. 신종 코로나바이러스는 병의 원인이자 유발 요소로서 코로나19를 발병시키는 '스위치'일 뿐이고 폐에 발생한 염증이 진짜 핵심적인 문제다. 임상에서는 반드시 폐 염증 및 계통성 염증 치료에 더 많은 시간을 할애해야 한다. 그러나 유감스럽게도 이 부분에서, 특히 초기에는 강력한 방안이 마련되지 않았거나 부족했다.

우리는 이 염증 문제 해결에 힘써야 한다. 현재든 앞으로든 신종 코로나바이러스 사망률을 낮추고 질병이 환자에게 미치는 영향을 줄이기 위해서는 염증을 잘 관리해야 한다.

암을 비롯해 수많은 질환을 유발하는 정확한 원인은 아직 밝혀지지 않았으나 치료하지 못하면 죽는다는 분명한 사실 때문에 우리는 병을 두려워한다. 지금까지도 신종 코로나바이러스에 대한 완벽한 대응책을 찾지는 못했다.

하지만 바이러스의 침입으로 인한 병리적 변화를 잘 처리하기만 한다면, 다시 말해 염증 반응을 잘 관리한다면, 그로 인한 해악도 그다지 위험하지 않은 수준으로 통제할 수 있을 것이다. 따라서 코로나19를 치료할 때는 바이러스에 대한 대처도 필요하지만 폐렴 문제를 해결하는 데 온 힘을 모아야 한다.

현재 미국에서 미생물학과 종양학을 연구하는 우쥔(吳軍) 박사도 코로나19와 자유 라디칼의 관계를 언급했는데, 그의 관점에 어느 정도 동의하는 바이다.

코로나19의 위해성은 분명히 과잉 면역 반응으로 발생한 대량의 자유 라디칼이 세포와 기관 손상을 일으킨 것과 어느 정도 관련이 있다. 대량의 자유 라디칼 생성으로 인해 다시 염증이 발생하고 더 심해진다.

따라서 임상에서는 자유 라디칼과 염증이 긴밀히 연관된 이 문제를 어떻게 해결할지를 가장 중요하게 다뤄야 한다(자유 라디칼은 화합물 분자가 광분해나 열분해 등에 의해서 공유 결합에 균열이 생겨 형성된, 짝을 짓지 않은 전자를 가진 원자 또는 원자단을 말한다. 인체 내의 과도한 자유 라디칼은 정상 세포와 조직을 파괴해 심장병, 알츠하이머병, 파킨슨병, 종양 등 여러 질병을 일으킨다).

21세기 앞으로의 코로나19 환자 치료 및 회복 과정에서 염증 관리가 미칠 영향은?

캉징쉬안 현재는 다들 항바이러스 치료에 매진하고 항염은 간과하고 있다. 그러나 코로나19의 핵심은 폐렴이라는 사실을 잊어서는 안 된다. 항바이러스 치료만으로는 부족하고 반드시 항염 치료가 동반되어야 한다. 코로나19는 물론이고 수많은 만성 질환을 포함해 앞으로의 건강 상태는 다 고염증 체질과 관련되어 있다. 그러므로 질병을 관리하는 데 있어 염증 관리가 가장 중요하다.

개인적인 생각으로는, 병에 맞서려면 저항력과 면역력을 기르는 한편, 염증을 잘 관리해 염증 반응을 최대한 억제해야 한다고 본다.

21세기 항염을 강화하면 약물 내성을 일으키지 않을까?

캉징쉬안 항염과 항생제 사용은 서로 다른 개념이다. 항생제(항박테리아제 또는 항바이러스제)는 항염 효과가 있으나 항염을 위해 꼭 항생제를 써야 하는 것은 아니다. 염증의 원인은 매우 다양하다. 흔히 알고 있는 급성 염증은 대부분 병원 미생물, 즉 박테리아나 바이러스 같은 병원체에 의해 발생하고 그 외에 체내의 병리적 요소나 외상, 벌레에 물려 발생하기도 한다.

병원체가 일으키는 염증은 병원체를 제거함으로써 없앨 수 있다. 병원체를 죽여 염증의 근원을 없애는 것이다. 인체의 면역력이 강하고 염증의 범위가 작은 경우에는, 항생제로 병원체를 죽이고 나머지는 면역력에 맡기면 염증도 스스로 사라진다.

그러나 코로나19는 바이러스성 폐렴으로, 폐에 심각한 염증이 생기는 것이다. 따라서 세균 감염이 발생한 경우를 제외하고는 항생제를 사용할 수 없다. 바이러스로 인한 염증을 제어할 때는 항생제를 남용할 수 없으므로 약물 내성에 관한 내용은 다루지 않겠다. 물론 항생제를 함부로 쓰면 약물 내성 문제가 발생할 수 있다.

항바이러스제가 약물 내성을 일으킬지의 여부에 관해 말한다면, 바이러스 자체에 변이가 발생했다면 원래 효과가 있던 약물도 효과가 없어질 수 있다는 점이다.

정리하자면, 항바이러스 치료 과정에서 항생제 내성 문제가 발생할 수 있으나, 여기에서 말하는 염증 관리는 비항생제 약물로 염증 반응을 억제하는 것이다. 이는 주로 염증 인자의 생성을 억제하는 것이므로 항생제 약물 내성과는 관련이 없다.

21세기 2가지 측면의 항염에 대한 언급이 있었다. 하나는 병원체에 맞서는 것이고, 다른 하나는 자체 염증 반응을 조절하는 것이었다. 전자와 관련해, 코로나19의 바이러스 메커니즘은 아직도 분명히 밝혀지지 않았다. 아직 변이가 발생하지는 않은 것으로 아는데, 변이 가능성도 배제할 수는 없다. 이에 대해 어떻게 생각하는가?

캉징쉬안 병원체에 관해서 말하자면, 먼저 바이러스는 박테리아와 다르다는 점을 분명히 하고 싶다. 단순히 변이가 없는 바이러스라면 인체 면역 체계가 그에 맞는 항체를 안정적으로 생산할 수 있다. 그러면 환자는 바이러스에 대항하는 과정에서 맞춤형 무기를 생산해 효과적으로 바이러스를 물리칠 수 있다. 설령 바이러스가 다시 침입하더라도 이미 만든 항체가 이 바이러스를 제거하므로 다시 병에 걸리지 않는다.

변이가 발생하면, 이는 전혀 다른 바이러스가 침입한 것과 같아 새로운 문제가 발생한다. 사람들은 바로 이 점을 우려하고 두려워한다. 그러나 이런 상황은 흔치 않으며 단시간 안에 바이러스 A가 바이러스 B로 변이할 수는 없다. 즉 최초의 신종 코로나바이러스가 다른 형태의 신종 코로나바이러스로 변이했다는 증거는 아직 나오지 않았다. 물론 변이가 생겼다면 이는 상당히 심각한 문제이므로 예의 주시해야 한다.

신종 코로나바이러스 변이가 단시간 내에 발생하지 않는다면 (대체로 그렇게 빨리 변이가 발생하는 경우는 없음) 신종 코로나바이러스에 대처할 수 있으므로 바이러스 확산세를 거의 막은 것으로 봐도 된다.

동서양 약의 항염 작용

21세기 코로나19 방역 과정에서 많은 환자가 중의약으로 치료 효과를 봤다. 중의약의 코로나19 치료 작용에 대해서 어떻게 생각하나?

캉징쉬안 이는 내가 강조하는 항염과 깊은 관련이 있다. 나도 중의약의 긍정적인 작용에 주목했다. 기본적인 치료 원리는 사실 '항염'이다. 비록 서양 의학에서 말하는 것과 완전히 같은 염증 반응을 말하지는 않지만 사실 둘은 일맥상통한다.

서양 의학에서의 급성 염증은 중의학의 열독(熱毒)을 말하는데 열을 내리고 독을 없애는 것은 기본적으로 다 항염 작용이다.

또 중의학에서 다루는 약에는 항산화 기능을 가진 물질이 많은데 이 물질들은 자유 라디칼을 없애는 작용을 한다. 이런 약이나 약의 성분은 염증을 억제하는 데 큰 효과가 있다. 어떤 성분은 염증의 일부 통로 반응을 직접적으로 억제할 수도 있다. 임상에서 큰 효과를 낼 수 있었고, 더불어 염증 억제의 중요성까지 입증했다.

21세기 항염도 결국 약을 쓰는 과정이 아닌가? 구체적으로 어떤 약이 쓰이나?

캉징쉬안 맞다. 바이러스로 인한 염증을 없애려면 먼저 바이러스를 없애거나 죽여야 한다. 이 자체도 항염 과정이며 발본색원할 수 있다. 예를 들어 수도꼭지를 계속 틀어놓아서 물이 흘러넘쳤다면 수도꼭지를 잠그는 것도 중요하지만 이미 흘러넘친 물을 깨끗이 닦아내는 것도 중요하다.

흘러나온 것이 물이 아니라 휘발유라면 불이 붙지 않게 조심하면서 신속히 닦아낼 방법을 생각해야 한다. 앞서 말한 발본색원은 바이러스를 죽이는 약을 쓰는 것이고, 뒤에서 말한 '닦아내기'는 항염 또는 소염 약물을 쓰는 것이다.

현재 임상에서는 기본적으로 항바이러스 치료에 집중하고 염증에 대한 특별한 방안은 마련하지 않았거나 항염을 기본 치료 방안으로 삼지 않고 있다. 대개 사이토카인 폭풍 등의 문제가 생기고 나서야 염증 치료를 시작하는 점이 우려스럽다. 임상에서 중의학의 약이 어느 정도 항염 작용을 할 수는 있지만 구체적인 염증 지표가 없고 명확한 항염 치료 효과 평가 기준이 없다.

염증이 생기고 심해지는 원인을 알면 그에 맞는 약으로 염증을 억제할 수 있다. 예를 들어 아스피린은 원래 항염제로 쓰였다.

지방 대사로 생겨난 일부 매개 물질은 항염에서 매우 중요하다. 그중 오메가3 불포화 지방산(EPA와 DHA 등)은 염증의 진행을 억제하고 염증이 신속히 사라지게 만드는 데 중요한 작용을 한다. 이런 최신 연구 성과까지 아는 사람은 많지 않으므로 관심을 가져야 한다.

염증 반응은 다양한 경로로 억제할 수 있다. 기본적으로는 염증 유발 인자의 생성을 줄이면서 항염 물질의 생성을 늘려 염증이 발생하고 사라지는 전 과정을 제어한다. 그래서 임상에서는 이 문제를 심각하게 보고 관련된 방안을 생각해야 한다.

유감스럽게도 아직 이에 대해 공감대가 형성되지 않았고, 안전하고 효과적인 관련 대책도 마련되지 않았다.

서양 의학에서는 호르몬을 이용해 염증 반응을 억제하는 방안이 있지만, 호르몬을 대용량 또는 장기적으로 사용하면 여러 문제를 유발할 수 있다. 중의학의 약도 일부 항염 작용을 하지만 서양 의학과 합쳐져 시너지 효과를 내지는 못하고 있다.

그래서 나는 동서양의 의학을 합해야 한다고 생각한다. 임상에서 동서양의 항염 약물을 통합해 각 부분, 각 경로에서의 효과를 평가함으로써 과학적이고 안전하면서도 효과적인 항염 대책을 마련해야 한다.

21세기 현재 코로나19 치료 과정에서 경증과 중등증 환자에게는 렘데시비르 등의 약을 사용하고 중증 환자에게는 완치자의 혈장을 주입해 효과를 보고 있다. 게다가 신규 확진자 수 등이 감소하고 있다. 지금의 상황을 어떻게 보고 있나? 전환점이 머지않은 것이 아닌가?

캉징쉬안 렘데시비르는 항바이러스 치료제로, 임상 시험 결과가 아직 나오지 않았으므로 이에 대한 평가는 하지 않겠다.

완치자의 혈장을 일부 위중한 환자에게 주입하는 것도 고려할 수 있는 방안이지만 모든 사람에게 효과가 있는 것은 아니다. 완치자의 혈장을 사용하는 이유는 그 안에 이미 항바이러스 효과가 있는 항체가 있다고 기대하기 때문이다.

만약 정말로 고농도의 항체가 있다면 위중한 환자에게 도움이 될 것이다. 중증 환자는 면역력이 약해 바이러스에 저항할 수 있는 항체를 만들 수 없으므로 바이러스 억제 측면에서 보면 혈장 치료는 단시간에 효과를 기대할 수 있다.

그러나 완치자 중에 중증 환자와 혈액형이 같은 사람이 얼마나 될까? 주입하는 혈장 또는 전혈에 대해 혈액형 대조를 진행해 서로 맞아야만 사용할 수 있다. 그 외에도 미지의 요소가 적지 않다. 완치자 피의 항체 농도가 얼마나 될까? 항체 농도가 낮으면 혈장을 주입해도 소용이 없다.

이뿐만이 아니다. 완치자의 피에는 항체 외에도 다른 물질들이 들어 있다. 그중에 염증 인자가 있으면 어떻게 하나? 부작용을 일으키지는 않을까? 이런 문제들을 감안하면 혈장 주입은 여러 각도에서 심사숙고한 다음에 결정해야 한다.

개인적인 생각으로는 이미 전환점에 왔다고 생각한다. 비록 확실하게 전환된 것은 아니지만 긍정적인 변화가 있다고 생각한다. 코로나19는 이미 통제 가능한 범위 안으로 서서히 들어오고 있다.

21세기 신종 코로나바이러스 진료 방안 6판에서는 최중증 환자에게서 '급성 호흡 곤란 증후군, 패혈증 쇼크, 교정하기 어려운 대사성 산증(metabolic acidosis)과 혈액 응고 기능 장애' 외에 '다발성 장기 부전'이 나타날 수 있다고 했다. 이런 증상들도 염증과 관련이 있는가?

캉징쉬안 그렇다. 이런 증상은 모두 폐렴과 관련이 있거나 폐의 염증에서 비롯됐다고 할 수 있다. 폐렴이 급속히 진행되면 직간접적으로 국부나 전신에 심각한 문제를 초래한다. 따라서 결국 염증의 발생과 진행을 억제하는 것이 매우 중요하다.

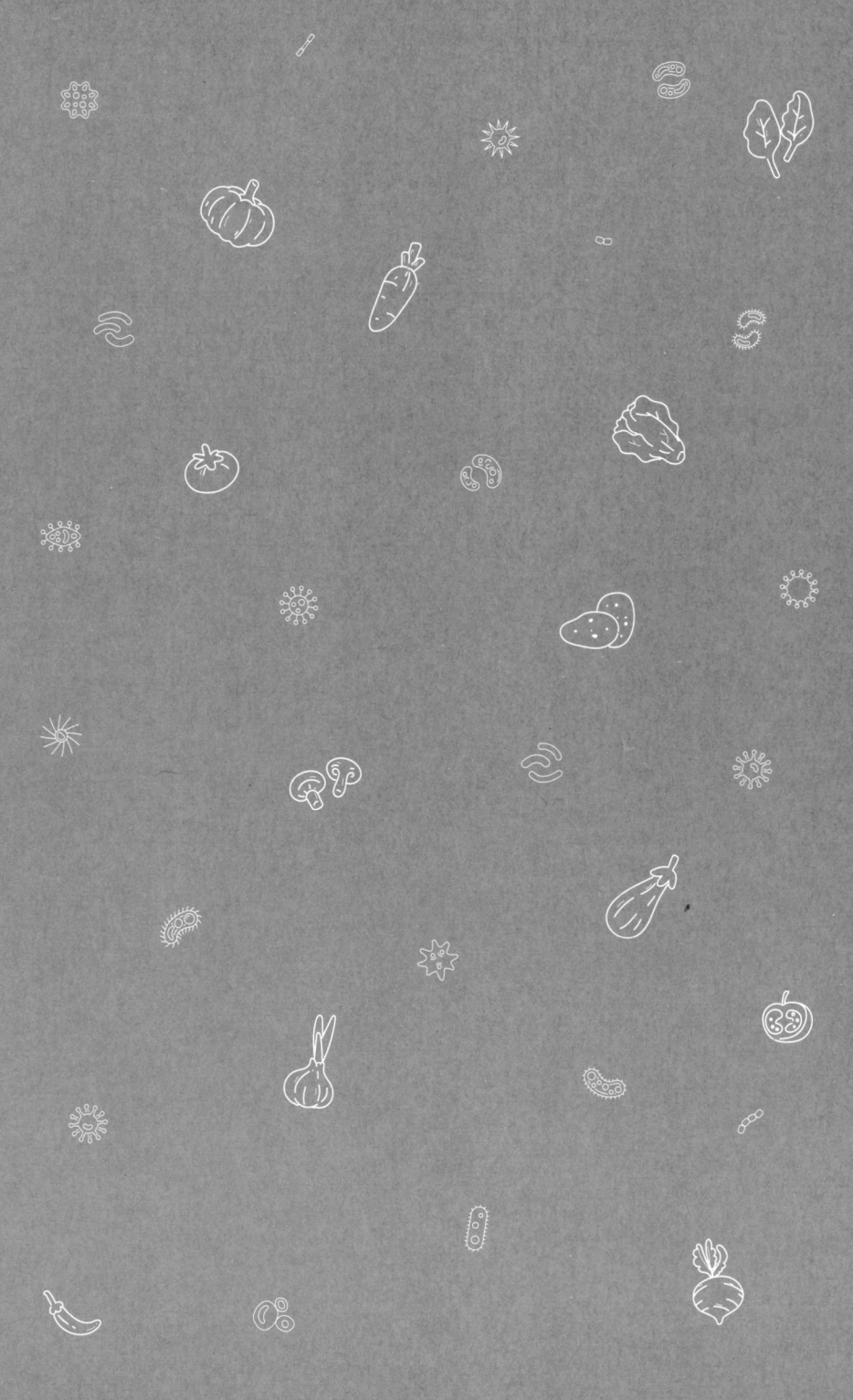

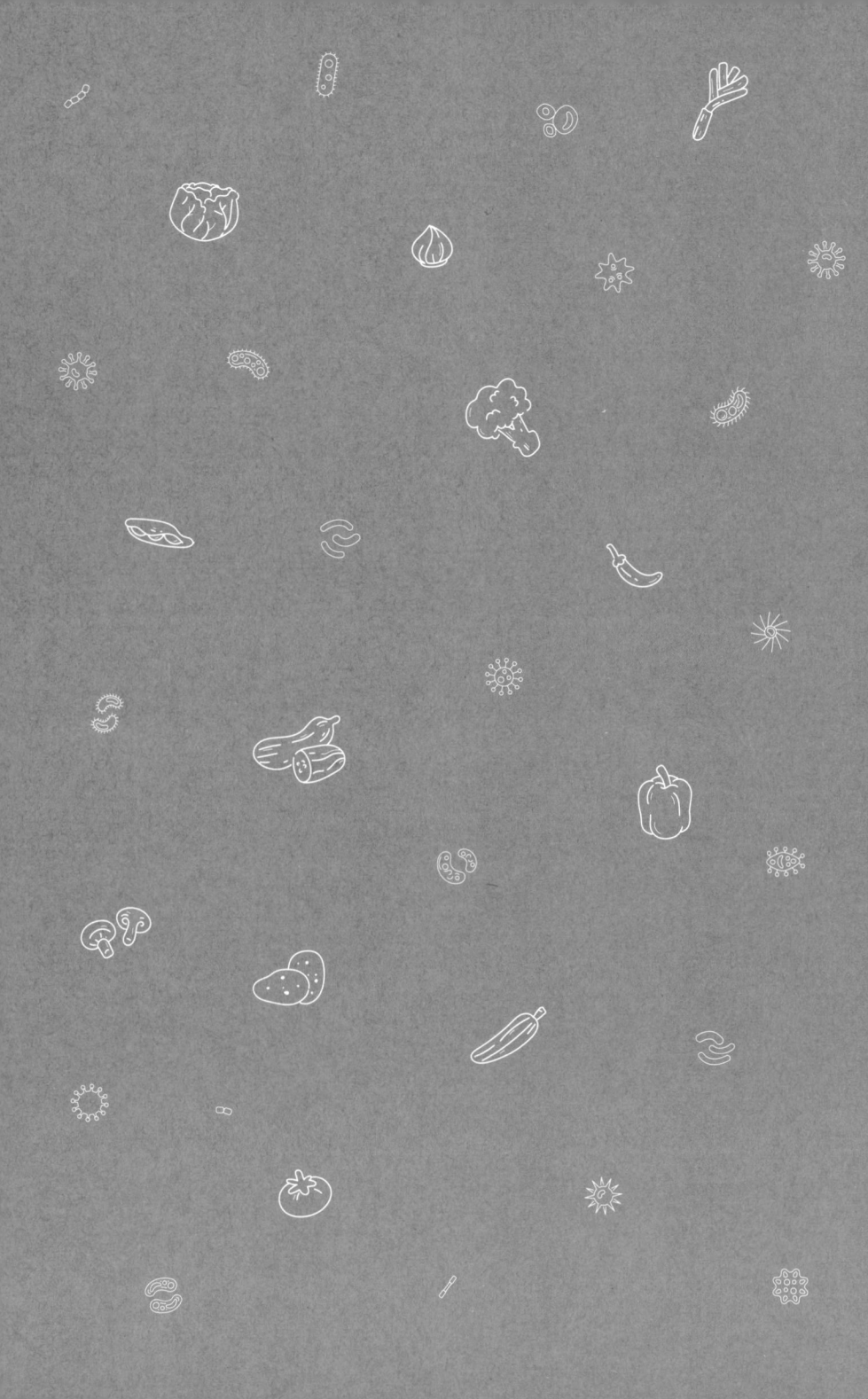